歯科医のトリセツ

世間知らずの先生たちと
上手に付き合う方法

大澤歯科医院副院長
個性心理學認定講師
風水心理カウンセリング協会認定講師
大澤優子

はじめに　～彼女たちも悩んでいる～

２０２０年10月『歯科衛生士のトリセツ』（かざひの文庫）を上梓しました。

歯科医師の悩みの種である歯科衛生士の取り扱いを女性歯科医師としての目線と臨床経験をもとに書いた本です。

スタッフ問題で頭を抱えている歯科医師はもとより、部下の教育で悩んでいる経営者の方々にもご好評をいただき、２０２１年２月に重版となりました。

また、出版後は取材やセミナーなどにお声がけいただき、反響の大きさに驚いています。それだけ「スタッフや部下の教育」、そして「人を育てること」は難しいということを物語っているのでしょう。

しかし、取材やセミナーを通して驚愕の事実を知ることとなりました。

歯科医院に勤務するスタッフたちも、院長や歯科医師のことで頭を悩ませていたのです。歯科医師だけが人（スタッフ）で悩んでいると思っていたのですが、そうではなく彼女たちも人（院長・歯科医師）で悩んでいたのです。

彼女たちの悩みを集めてみると、悩みには三種類あることに気がつきました。

一つ目は「うーーん。その気持ちはわからなくはないけれどちょっと違うかな」というもの。経営者と従業員という立場も考え方もまったく違うために起こる意見の相違です。

二つ目は「えええーーー。そうなの。なるほどね。それもありだよね」というもの。個性的すぎる歯科医師たちは独特の思考回路をしています。その独特すぎる思考回路を他人が理解するのは至難の業。しかし、一緒に働くのであれば歯科医師としての自分を理解してもらう努力も必要です。思考回路を理解してもらうための努力不足と歯科医師が勘違いしているために起こるすれ違いです。

三つ目はレアケースですが、「歯科医師である前に人としてどうなんだろう？」という、そもそもの人間性に問題がある類のものです。もしそのスタッフの悩みが本当ならば、同じ歯科医師として悲しくなってしまいます。

この本『歯科医のトリセツ』は、院長のことで悩んでいるスタッフのための「歯科医師解体新書」です。歯科医師の思考回路や生態を研究して、ぜひ、あなただけの「歯科医師攻略法」を見つけ出してください。

目次

2章　歯科スタッフのためのトラブルシューティング

5章　愛され、生き残れる歯科医師になるために

１章

歯科医の生態

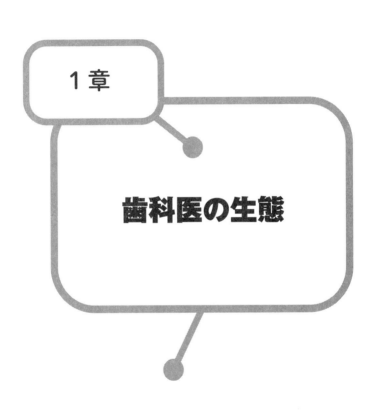

歯医者さんは世間から少しズレている

二つ年下の妹は国立大学医学部を卒業してフリーランスの麻酔科医として働いています。妹の娘は私立大学の医学部で、息子は国立大学の医学部で医師を目指して勉強中です。先日、妹と子供の教育費の話になりました。

妹：「お姉ちゃん、○○（妹の娘）の学費と生活費の仕送りが凄く大変なんだけど」

私：「そりゃぁ、関東の私立の医学部に行ってゴルフ部だったらお金もかかるよね」

妹：「○○の学費は6年間で3600万円。△△（妹の息子）の学費なんて6年間で○○の学費の消費税分（360万円）だからね。本当にゼロが一つ、桁が違うのよ」

私：「慶應の医学部なんかは別だけど、偏差値が低ければ学費がかかるのは仕方ないからね」

妹：「それにしても、どうして私立の医学部と歯学部の学生駐車場って高級車ばっかり並んでるんだろうね」

私：「やっぱり親がお金持ちだからなんじゃない。私が学生の時も夏休みは家族でハワイで過ごすから、友達同士がワイキキのホテルで待ち合わせとかしてたよ」
妹：「へぇー。そういえば私立の医学部に行った子たちは『飲茶を食べに行こう』って言って香港まで食べに行ってたよ」
私：「ホテルの中華じゃないんだ（笑）」
妹：「なんか歯医者さんって、いい人が多いよね。子供たちの同級生にも家が歯医者っていう子がいるんだけど、親も子もおっとりしている人が多いの。金持ち喧嘩せずって感じ。医者って学生時代から他人よりも1点でも多く得点して医学部に合格するぞっていう風に育ってきてるからガツガツしてるんだよね」
私：「いやーー、歯医者にも変わり者多いよ」
妹：「お姉ちゃんこそ変わってるからね。会社作ったり、本出したり。かなり豪快な性格で変わり者だからね（笑）」
私：「ええーー、そうなの。私なんか、ごく一般人だと思っているんだけど……」

もしかすると私のように「自分は一般人だ」と思っている歯科医師も多いのかもしれません。しかし、「歯医者さん」は世間からすると少しズレているところがあるようです。第1章では、不思議な生態と思考回路を持つ歯科医師を分析してみました。

歯科医のトリセツ

1 歯科医師たちは二極化している

絶滅危惧種と進化し続ける種の格差

　本書を手に取られたのは、なんらかの形で「歯科医師」なる面倒くさい生き物と関わらねばならず、その付き合い方を知りたいと思っている方たちだと思います。

　しかし、ひと口に「歯科医師」と言っても、その数は10万人以上。２０１８年度の厚生労働省の統計では10万４９０８人です。

　昨今、歯科医院は飽和状態、年収２００～３００万円のワーキングプアの歯科医師の増加などといった話題を目にすることも増えました。

　アルファベットのＫの字のように経済状態の上昇と下降を表す「Ｋ字経済」という

言葉がありますが、歯科医師にもこのような二極化が現れ始めていると感じています。

かつて、歯科医院には漫然と診療しているだけでお金が入ってくる時代がありました。バブルの頃には、ただ待っていれば患者がどんどん来て、午前の診療だけでレジにお金が入り切らなくなるので、昼休みには銀行の営業マンに午前の売り上げを取りに来てもらっていた……なんていう話もあります。

そもそも、歯科医師は今のところ、まだまだ社会的に信用がある職業であることと、「国民皆保険制度」によって国民全員が公的医療保険に加入しているため、患者さんの医療費窓口負担は最高でも3割で済み、それ以外はレセプト（診療報酬明細書）を提出することにより医院の収入となり、公的に守られています。

ゆえに、銀行も歯科医院には比較的容易に融資をしてくれるので、そこに甘んじている歯科医師が多くいるのです。高級マンションに住んで良い車を乗り回し、パッと見の華やかな生活を送ることが叶いやすい職業ではありますが、その実、現金は持っておらず危機感も持たない歯科医師の話も税理士さんから聞いたことがあります。

上昇気流に乗れるのはやはり向上心があるかどうか、時代の流れについていくアンテナを立てているかどうかだと感じます。

例えば、拙著『歯科衛生士のトリセツ』を知り合いの先輩方にお贈りした時のこと。感想は大まかに2パターンありました。

パターン1：素晴らしい本だったよ。昔、患者さんの前でスタッフを怒鳴っていたことがあるのを思い出して反省したよ（歯科医師人生の幸せなゴールが近い、あるいは歯科医師として、人として幸せにゴールした先生）。

パターン2：参考になることばかりで付箋だらけになっちゃった……。院内改革のバイブルにさせてもらっているよ（歯科医院経営は成功しているが驕り高ぶることもなく、温和で人柄も申し分ない。こんな院長の元で働けるのは幸せなことです）。

彼らは皆、医院経営もプライベートも上手くいっている、いわば理想の歯科医師。本来私の本など読む必要はありません。しかし、そういう先生に限って勉強熱心で常に学んでいるのです。

自分よりもキャリアの浅い人間の書いた本でさえ糧にしようとする歯科医師がいる一方で、先生と呼ばれることで勘違いしたまま生きてきて、経営コンサルタントなど周囲の人の意見を聞かず、進歩も改善もないまま停滞してしまう歯科医師もいます。

また、歯科業界という狭い世界にずっと身を置いているため、世の中の流れについていけていない歯科医師も目に付きます。特に顕著なのがＩＴ格差です。

若い先生は、診療予約は言わずもがな、院内報もスマホで流すのが当たり前。そんななか、先日勉強会をするとなった時に、「ＰＣがなくてＺＯＯＭを使えない先生もいるので実地で行います」と言われて唖然としました。

いまだにＦＡＸをメインで使っているなんていうのも珍しくありません。

単純に年齢で断絶があるわけではなく、80歳を過ぎてもスマホのやり方を覚えるために後輩に頭を下げられる人もいれば、50代でもＩＴの波に逆らおうとする人もいます。

今は、講習会もＺＯＯＭで行うので地方の歯科医師であってもやる気さえあればどんどん勉強できます。そういう意味では恵まれた時代といえますが、見方を変えれば、勉強する人としない人の差が開きやすい時代でもあるのです。

絶滅危惧種と進化し続ける種の間には深い溝が生まれています。

あなたが関わろうとしている歯科医師が果たして二極化のどちらに入るのか、（あるいは今後入りそうなのか）をまず見極めてみるのも彼らを理解する一助になることでしょう。

歯科医のトリセツ

2 金銭的に恵まれた家庭環境で育っている

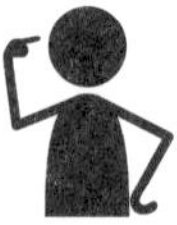

ボンボン育ちばかりの浮世離れした業界

歯科医師という職業につくためには、お金がかかります。私立大学の歯学部の学費は6年間で3000~4000万円。医学部の学費も同じくらいかそれ以上ですが、医学部のように苦学生というものがほとんど存在しないのも歯学部の特徴のひとつ。なぜなら、歯学部には医学部にあるような奨学金や、医師の少ない地域での地域枠推薦のような学費減免制度が設けられていないことがほとんどだからです。

それならば国公立の大学で学費を抑えて歯科医師になろうと思っても、歯学部を擁する国公立の大学は全国で12校しかなく、難易度もかなりのもの。倍率もやはり高くなります。つまり、今の歯科医師の多くが私立の歯学部卒、つまり「3000～4000万円の学費を支払える家庭」で育っているのです。実家の職業は歯科医師、医師、会社経営者などが多く、お手伝いさんがいた、なんていうのも珍しくありません。

私が大学生だった時分のこと。同級生の中には歯学部入学と同時に親が買ってくれたマンションに住むという人もいました。そして大学の駐車場には先生方の車を上回る高級車がずらーっと並ぶ。バカンスはハワイで過ごすため大学の友人同士ワイキキで待ち合わせ。卒業式、謝恩会ではお母様がお着物からドレスへとお色直しをする……。かくいう私も、社会人になり母親になり、歯科業界以外の多様な人たちと接するなかでようやくそのズレに気づいた一人です。

このように世間一般とかけ離れた金銭感覚で育ってきている人たちが、そのまま狭い世界で似た境遇の人たちとばかり付き合うので、そのズレに気づかないまま経営者になるという恐ろしい状況になっているのが歯科業界。

歯科医師という生き物にはやや突飛な言動が目につく人が多いのも、こうした育ちに由来するところが大きいのです。

歯科医のトリセツ

3

世襲率が高い

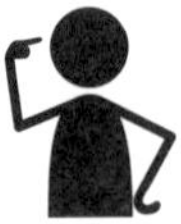

親に敷かれたレールの上を歩く歯科医師

親の職業を子供が継ぐ、いわゆる世襲制度というものがあります。時代の流れもあり、世襲率は下落する一方ですが、そんななか、２０１６年時点で歯科医師の世襲率は42%というデータがあります。なんと、医師や宗教家、和のものづくりの職業などを抜いて、あらゆる職業の中で一位。（※出典『世襲格差社会』橘木俊詔・参鍋篤司著　中央公論新社）

この数字の背景にあるのは、歯科医師は開業する人がほとんどであること、大金を投じて開業した医院を他人ではなく子供に継いでほしいという思い。そのため、幼い時分から「大きくなったら歯医者さんになるんだよ」と刷り込まれ、親のレールに乗って歯科医師になる人が多く見られます。

世襲の歯科医師は経営が安定している反面、新しいことを試みるというチャレンジ精神はあまりないように見受けられます。

一見すると、親から歯科医院を継ぐなんていかにも苦労知らずで羨ましいと思われるかもしれません。確かにそうした恵まれたお坊ちゃん育ちではあるかもしれませんが、一方で彼らは親から逃れられないという重荷を背負っています。

他にやりたいことがあったのに親の期待に応えるべく歯科医師になり、叶わなかった夢を引きずっている人。父親が優秀な歯科医師だったため「先代のほうが良かった」と言われ続ける人。一人っ子で、「歯科医師になって親の面倒を見るのがあなたの義務」とプレッシャーをかけられ跡を継いだ人。

また、親が歯科技工士で歯科医師へのコンプレックスがあり、息子を歯科医師にしたというパターンもあります。

多くの歯科医師は大人になってもなお親の影から逃れられず、鬱屈したものを抱えているのです。

歯科医のトリセツ

4 苦労知らずで打たれ弱い

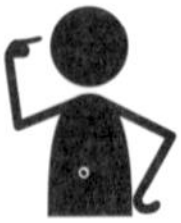

悪徳コンサルの良いカモ？
人を疑わないボンボン育ち

先の項目で記したように、経済的に恵まれた家庭で育っている歯科医師たちは、基本的に人を疑わない性質であることが多いように思います。

人を疑わないという性質は、「騙されやすい」ということとも同義です。

歯科医師には、「〇〇先生が行っているから」というだけで深く考えずに勉強会に参加し、そこで紹介された商品を自院では使わないにもかかわらず買ってしまったり、医学的な知識は一般の人以上にあるのに、怪しい健康商材に騙されたりといった話は枚挙にいとまがありません。

誘われると断れないため詐欺などのカモにもなりやすく、悪徳コンサルタントに捕まっている歯科医師も多いのです。言われたことを鵜呑みにし（相場を調べるなどという発想もない）、たいした内容のないコンサルに年間で何百万円も支払っていても違和感すら持ちません。「相見積もりを取る」？　そんなことは言葉さえ知りません。「これくらいかかるものだって言われたから」。それで納得してしまうのです。

かくいう私も、経営も人生も絶不調だった頃、20年近く前でしょうか、コンサルタントにホームページ作成料としてウン百万円を払ったことがあります。どうすれば経営が上向くのか悩んでいたところに「これからの時代はホームページがないとダメですよ！」と言われ、藁にも縋る思いでした。

何不自由なく親に甘やかされ、レールに乗って生きてきた歯科医師は、ある意味で「恵まれていたことが不幸」とも言えます。苦労を知らず、思考停止したまま社会人になっているので打たれ弱いのです。

にもかかわらず「院長」「経営者」という途方もないプレッシャーを抱えることになるのですから。

歯科医のトリセツ

5 専門バカになりがち

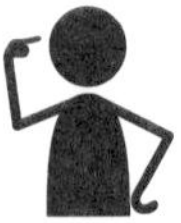

歯科医師の実態は狭い世界で生きている「技術者」

歯科医師は、基本的に大学時代から歯科医師以外の職業を考えていません。他の学部の学生が就職活動で味わうような苦しい経験もなく、真っ直ぐな道を歩いています。大学時代から連綿と続く狭い世界に生き、他のことに目を向ける必要がなかったので、歯科のことしか知らない専門バカになりがちなのも歯科医師の特徴です。

歯科のテクニカルなことは勉強しますが、社会経験に乏しいまま開業するため、働き方や考え方、生き方を学んだことがないのです。もっと言うと、「学ぶ必要がある」ということさえ学んでいません（忙しくて学ぶ時間がないという側面もありますが）。

いわゆる「技術者」であり、「経営者」にはなりきれないのです。お金のやりくりもスタッフマネジメントも何も学ばないままに経営者になってしまうのだから当然です。開業後も、歯科技術のスキルアップのための講演会や症例検討会などは行きますが、それ以外を率先して学ぼうとする歯科医師はあまりいません。

「歯科医師」として「治療」のスキルには考えが及んでも、「歯科医院経営」というものをトータルで考えるという発想にはなかなか行き着かないのです。例えば治療の難しい患者がいた場合、（自分でできるかは別にして）治療方法の見当はつきますが、歯科医療以外のこととなるとそうはいきません。

これまで真面目に歯科技術の鍛錬を積んできたものの、経営もスタッフマネジメントも壁にぶち当たり、さらにはそのストレスがプライベートにまで波及して八方塞がりの辛い状態が続いているという歯科医師は多くいます。

「このままじゃいけない」「改善したい」「抜け出したい」という意志はあるものの、解決策がわからないのです。

歯科医師は「先生、先生」と呼ばれ苦労もなく生きているように見えるかもしれませんが、その多くは専門バカならではの苦悩を抱えているものだと理解してください。

歯科医のトリセツ

6

「医者コンプレックス」がある

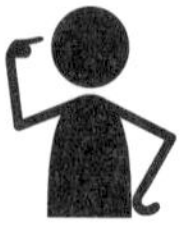

「本当は医者になりたかった」という歯科医師たち

歯科医師の中には、周囲にちやほやされて勘違いし、他の職業を見下しているかわいそうな人がいます。ですが、そうしたエリート意識を持ちがちな歯科医師が、劣等感を持つ数少ない職業が医師です。

そう、歯科医師の中には、「本当は歯科医師ではなく、医師になりたかった」という人が少なからずいるのです。

私の大学時代にも、「本当は医学部に行きたかった」という同期がいました。中には、歯学部に入学したものの、やはり医者になる夢を諦められず、大学の2年次あるいは

3年次から医学部に学士編入したり、卒業後に医学部に入学し直したりする人もいます。

私が大学を卒業して歯科医師になってからも、「医者になりたかったけれど、学力が足りず歯医者になった」というセリフを何度聞いたことでしょう。

実家が開業医で、「医者になれ」というプレッシャーを親から与えられていたにもかかわらず、歯学部にしか受からなかった……そんなコンプレックスをずっと抱えたままの歯科医師もいます。

また、歯学部と医学部は学費はそれほど変わらないのに、生涯年収はまるで違うという現実が、こうした医者コンプレックスを強いものにするという側面もあるでしょう。「親の跡を継ぐほうが楽」という単純な理由で歯科医師になり、後悔している人もいます。

また、ごく一部の医師は、歯科医師を見下していると感じることがあります。くだらないと思いますが、医師と歯科医師の間では軋轢があるのも事実です。

高慢な態度の歯科医師を見かけたら、「医者コンプレックスをこじらせているんだな、気の毒に」と心の中で哀れんであげてください。

歯科医のトリセツ

7 歯科医師はモテる

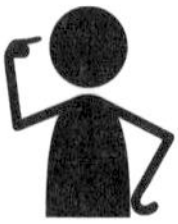

遊び慣れている歯科医師が多いのは事実

歯科医師というと、しばしば女性芸能人との結婚で騒がれることのある職業です。確かに、一般的に男性歯科医師はモテます。そこそこのルックスでも歯科医師というだけで女性ウケが良いようです。ワーキングプアの歯科医師が増えているとはいえ、世間的なイメージはまだ医師と近い「お金持ちの職業」なのでしょう。

歯科医師は、学生の頃からモテるため、遊び慣れている人が多いようです。

私の見たところ、男性歯科医師の遊び方は次の二種類。

①趣味至上主義

趣味に生きるタイプで、話の合う男同士で飲むタイプです。とにかく趣味にお金を湯水のように使います。一足10万円以上するスニーカーを収集したり、傍目には価値のわからないレコードや古いカメラなどに大枚をはたいたり……このタイプは女性に時間と熱量を割くことをせず、適当に遊ぶことはしてもなかなか結婚しないことが多いようです。

②女の子至上主義

とにかく時間があれば女の子と遊びたいタイプ。既婚者の場合だと、配偶者が院内で働いていることが多いので、外で遊んでいるパターンが多いようです。上手く隠せているうちは良いのですが、バレて奥さんと職場で修羅場になった……なんていう話もよく耳にします。また、出会いが少ない独身の男性歯科医師は院内のスタッフに狙われたり、院内のスタッフを狙ったり。

一方、女性歯科医師はあまりモテるイメージがありません。頭が良さそう、男性より年収が高そうなどの理由で敬遠されがち。まず合コンには呼ばれません。しかしこれらは昭和～平成までの話。古い男女観に基づいたモテ理論です。令和の今、自立した稼ぐ女性歯科医師のニーズは高まるはずだと私は思っています。

歯科医のトリセツ

8 理系&男性脳が大多数

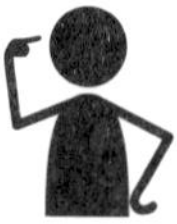

理屈っぽく、感情の機微には疎い

歯科医師の中には、学生時代にクラス委員長や生徒会長など、リーダー役を務めた人が多く存在します。これは、ルールにのっとって物事を進めるのが好きで、「あやふや」「なんとなく」などの漠然としたものが嫌いな男性脳の現れだと思っています。歯科医師は、感情よりも理屈を優先する、いわゆる男性脳＝左脳タイプなのです。一点集中型で、広く浅く見るのは不得手。俯瞰することがあまり上手くありません。

そしてこれは理系あるあるですが、基本的にオタク気質なため、ひとつのことに打ち込むほうが向いており、何かを同時並行で行ういわゆるマルチタスクが苦手です。

また、人間よりも、ＰＣや機械の類と向き合っている時のほうがイキイキとしています。新しいモノ好きの負けず嫌いな側面も持ち合わせているので、「誰も持っていない」とか「一番早い」などといった言葉に弱く、財布のヒモがゆるみがち。

こうした特徴を持つ男性脳の歯科医師が最も取り扱いを苦手とするものは何か。あやふやで目には見えず、白黒ハッキリつかないモノ――それは「感情」です。

特に、繊細で曖昧な女性らしい感情についてはまるで理解できません。当然、スタッフが何か相談しても、話を聞いて寄り添うということができるわけがありません。

加えて、何事も「過程」に重きを置かず、「結果・答え」をすぐに欲しがる傾向にあるため、スタッフの途中の努力を見て評価するということもできません。

これらの点から、「院長に相談しても単にジャッジされたり、ダメ出しされるだけで終わるから、もう相談なんかしない」といった話はよく聞きます。

さらに、歯科医師はお坊ちゃん育ちで甘やかされたまま「先生」と呼ばれるようになり、他人の機嫌を伺うという行為には縁がありません。歯科医師の最大の弱点は「他人の感情を理解すること」だと言っても過言ではないのです。

歯科医のトリセツ

9

困った歯科医師4分類 その1「オラオラ俺様系歯科医師」

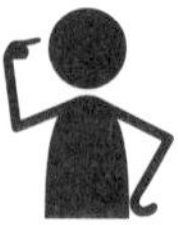

俺はエラいぞ！ すべてを見下す勘違いマン

扱いにくい困ったちゃんの歯科医師には、大まかに分けて4パターンあります。まず一つ目は、「俺様系」。

歯科医師は、誰からも「先生」と呼ばれることに加え、スタッフにとっては「上司」兼「雇用主」、家庭では「大黒柱」、外部の業者さんやコンサルタントにとっては「お客様」。どこにいっても誰よりも優位に立ちやすい職業です。

そのためか、自分のことをエラい人間だと勘違いしている歯科医師が多くいます。

しかし、歯科医師が独りぼっちで医院を回せるでしょうか。スタッフのサポートがないと治療も会計もままならない無力な存在、それが歯科医師です。

それなのに、「俺は院長様だからスタッフに何をやっても許される」という考えがこびりついて取れないのがこのタイプ。歯科医師が不足していた時代に「先生様」と持ち上げられてきた比較的高齢の先生に多く見られますが、若手の中にもちょこちょこ存在します。

「スタッフのことで困っている」と口では言いつつも、内心ではスタッフを見下しているので、正面から向き合おうとしません。スタッフへの指示も命令口調、「俺が言っているんだからつべこべ言わずにやれ」。「歯科衛生士ごときが」「女のくせに」などと思っているのが言葉の端々から伝わってきます。

同様に、コンサルタントの意見にも耳を傾けません。患者さんを増やすため、院内を上手く回すためのアドバイスですら、「なんでこの俺がそんなことをやらなきゃいけないんだ」となり、絶対に人の言うことを受け入れないのです。

この手の歯科医師は、よく言えば細かいことは気にせず「豪快」で、金遣いも荒いことが特徴です。

歯科医のトリセツ

10

困った歯科医師4分類 その2「スポ根スパルタ系歯科医師」

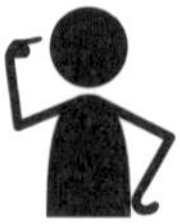

大切なのは「気合と根性」、とにかく頑張れ！

『巨人の星』『アタックNo・1』『エースをねらえ！』……こうした昔懐かしのスポーツ漫画の世界観で生きているのがこの「スポ根・スパルタ系」。50代後半から60代以上、高齢の男性歯科医師に多いタイプですが、若手の先生にも見受けられます。

「技術は教わるのではなく盗んで覚えるもの」「ミスするのは気合が足りない・根性がないから」「診療時間が終わってからのミーティング・残業は当たり前」。

自分自身がそうした環境で働いてきたということが要因としてあるのでしょうが、こうした価値観でフリーズしたままなのです。

すべて「頑張り」「気合い」などの曖昧な精神論で片付けようとし、システム自体を見直すという発想がないため、ミスが頻発していても根本的な改善をすることがありません。

また、彼らは現代の便利な道具を使うことをせず、ＰＣすら使っていないことも珍しくありません。この世代は、努力せずとも患者がどんどんやってきて、しかも初診料が医科よりも高くボロ儲けできた時代の記憶をいまだに引きずっているため、ブログやＳＮＳで医院の情報を発信する必要性もわかっていないのです。

さらに、男尊女卑の考え方も激しいといったように、とにかくすべてが昭和のままアップデートされていないおじさんたち。

こんな考え方でイマドキの若い歯科医師や女性スタッフと上手くやっていける訳もなく、こうした人が院長を務める歯科医院は、人の入れ替わりが特に激しいと言えるでしょう。

そして、それすらも「最近の若いやつは根性がない」の一言で片付けてしまうという悪循環を繰り返しています。

歯科医のトリセツ 11

困った歯科医師4分類 その3「おこちゃま系歯科医師」

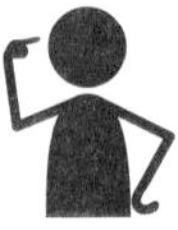

「みんな仲良し」だから叱るなんてできません

三つ目は、いわゆる新世代、ゆとりと呼ばれる世代に多い困ったちゃんです。前項の「スポ根スパルタ系」とは対照的な、新しい時代の新しい価値観で生きてきた人たち。彼らの大きな特徴として、「競争がわからない」ということがあげられます。

私も、スタッフや子供たちの担任の先生など、この世代の人と接する機会は多くありますが、特に驚くのが、彼らは「相手が嫌な気持ちになること＝イジメ」というある意味短絡的な教育を受けていること。

もちろん、他人に嫌な思いをさせるのは良くないことですが、彼らは「注意／指摘

／指導する」ことさえイジメのようにとらえています。加えて、彼らは「空気を読む」ことに尽力し、仲良しであることを最優先事項としがちです。

親からも教師からも容赦なく叱られ、勉強でも運動でも競争を煽られ、優劣をつけられる。また、友人たちとも喧嘩をして当たり前という環境で育ってきた上の世代とはまるで感覚が違います。

このタイプの院長は「人を叱るのは良くない」と思っているため、当然スタッフの指導ができません。注意すると「偉そうだと思われる」「嫌われる」から、黙って見ているというのです。

部下とはいえ序列をつけることを嫌い、正当な指導であっても「これを言うとパワハラになるかな？」といちいち悩み、別のスタッフに相談し、挙げ句に「君が注意してきて」と指導まで頼む。

優しいといえば聞こえはいいですが、子供が親に泣きつくように他者に依存しがちで、責任感に欠けた「おこちゃま」のまま経営者になってしまっているように思えます。

歯科医のトリセツ

12 困った歯科医師4分類 その4「仕事が命系歯科医師」

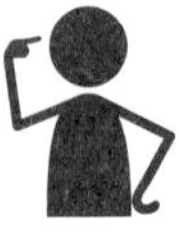

人生のすべてを歯科医療とお金に捧げます

仕事とお金、どちらも人生の中でとても大切なもの。その点について、私も異論はありませんが、それがすべてになっていると、やはりいろいろなところに支障をきたします。

病院を大きくすること、稼ぐことがステイタスであり、人生のすべて。このような価値観で生きているのが「仕事が命系歯科医師」です。

このタイプはどの世代にも一定数存在します。自分とは違い、仕事に人生のすべてを捧げずに余暇を楽しんでいる歯科医師を見ると攻撃的になる傾向にあります（羨ましさの裏返し）。

細かく分類すると2種類あります。趣味もプライベートもなく仕事だけで生きている仙人タイプと、プライベートを犠牲にしてまで仕事に命をかけているタイプ。命と人生を削って（笑）稼いだお金は車や高級ワインなどに使い、ＳＮＳで見せびらかすことでストレスを発散しているように見受けられます。

彼らはとにかく仕事三昧。開業してから一度も家族揃って夕食を食べたことがないという人もいます。当然、子供の学校行事にも行ったことがなく、家庭のことはすべて奥さん任せ。夫があまりに家庭を顧みないため、そのストレスで奥さんが病気になったという話も聞きます。突然妻から離婚を切り出されるのがこのタイプ。

家庭内だけで話が収まっていればまだ良いですが、一途な彼らはスタッフに対しても「人生＝仕事」の価値観を押し付けます。自分自身にプライベートを楽しむという発想がないため、休みの日も強制的に講習会に参加させたり、予定外の残業をさせたりしても平気です。当然、スタッフは定着しません。

偏った価値観に縛られ、周囲を不幸にしていることに気づかないまま、自身も心身の健康を害してしまうようなことになりがちです。

歯科医のトリセツ

13 女性歯科医師は気が強い

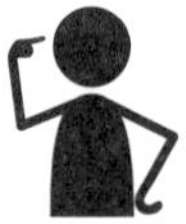

自立心旺盛な女性歯科医師が増加中

歯科医師総数に占める女性歯科医師の割合は年々増加傾向にあり、年度によって多少違いはあるものの21〜23％が女性歯科医師です。5人に1が女性歯科医師といった割合です。年代ごとに大きな差があり、男女比は50代では8.5：1.5、20代では6：4の割合になり、若い女性歯科医師が年々増加しています。（出典：厚生労働省「女性歯科医師の現状」）

50代である私が歯学部の学生だった頃は、女子学生の割合は20％ほどでした。男子学生の中にポツポツと女子学生が存在する感じで、教室や学生控室は殺伐とした雰囲気でした。もちろん女性らしさを忘れない同級生もいましたが、もともと勝気な性格の女性が多いうえに（気が強くなければ女性歯科医師にはなれません）、実習やレポート、厳しい進級試験や過酷な国家試験を切り抜けるうちに、さらに気が強く、根性と度胸が加わったたくましい女性へと育っていきます。

現在、女子歯学部生が半数以上を占める大学もあるそうです。半数以上が女性だったら教室も女性らしい穏やかな感じでいい匂いがする（笑）のか、たとえ時代が変化しても相変わらず殺伐としているのか、非常に興味があります。

医師と歯科医師の大きな違いのひとつに、歯科医師はほとんどが歯科診療所を開設する、という点があげられます。医師の場合は定年退職まで総合病院に勤務する、という働き方も珍しくありませんが、歯科医師の場合はある程度の臨床経験を積んだら歯科診療所の開設者（開業する）になります。女性歯科医師が増加しているため、女性歯科医師が院長である歯科診療所も増加傾向にあります。

①女性歯科医師の性格と気性と経済力

女性歯科医師の特徴としてはなんと言っても「気が強い」ことが真っ先にあげられるでしょう。ある程度の収入を得ることができるので経済的に自立しています。誰かに頼ったり、依存したりしなくても食べていくことには困りません。

結婚が女の幸せだなんて時代錯誤も甚だしいのですが、旦那さんに食べさせてもらうとか、養ってもらうという意識を持ち合わせていない女性がほとんどでしょう。

美人で頭のいい知人の女性歯科医師の「なんでバカな男の下着を洗わなきゃならないの？」というセリフを聞いた時は、思わず「そのとおり！」と叫びました。

私も常にサポートしてくれる主夫が欲しい、と願っています。

気が強いうえに、女性特有のホルモンバランスの不安定さと年齢によっては更年期障害に悩まされて「ヒステリック」になってしまう女性歯科医師も存在します。ヒステリックな女性歯科医師とは数年前までの私のこと。

「あそこの女の先生、怖いんだよね」という患者さん特有の情報ネットワークもあるようです。もし青森市内で患者さんたちのそんな噂話を聞いたら、私のことだと思ってください（笑）。

②女性院長と女性勤務歯科医師

私は主人である院長が開設した歯科医院に勤務する勤務医です。

一人で開業している先生からは「ドクター２人体制でいいね」などと言われますが、

朝から晩まで、職場でも家庭でも院長兼旦那と顔を合わせるというのは、修行に近いものがあります。実際に夫婦で開業したけれど、上手くいかず、奥さんが一人で開業した、というご夫婦も何組か知っています。

修行を積み重ねた結果、子育てにつきものの子供の急な体調不良の時は、職場には早退や欠勤などでご迷惑をおかけしましたが、ある程度柔軟な対応ができました。

最近増加している女性院長。診療をしながら子育て、そして家事もこなしている、となれば尊敬の念しかありません。しかし、どんなに優秀な女性でも、一人で何役もこなすのは無理があります。サポートしてくれる人（多くの場合は親）が必要です。

しかし、数十年後にはサポートしてくれた人の介護（親の介護）が待っているということも忘れてはいけません。

女性歯科医師に限らず、女性がキャリアを積み重ねる時期は、ライフイベントである結婚、妊娠、出産、子育ての時期と重なります。開業する、勤務し続ける。既婚、未婚。子供を産む、産まない。選択肢は多いのに、悩む時間は限られています。若い女性歯科医師の皆さんには、自分が理想とするモデルケースを早めに見つけて、後悔のないようにしてほしいと切に願っています。

歯科医のトリセツ

14

歯医者も不養生

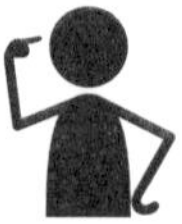

歯と全身の健康を訴えているのに 肥満・糖尿・高血圧

「医者の不養生」という言葉がありますが、これは歯科医師にもあてはまります。歯を大切にすることは全身の健康を守ることに直結するということを患者に説かなければならないはずの歯科医師が、肥満や糖尿、高血圧などという生活習慣病に侵されていることも珍しくありません。いまだ喫煙している人も少なからずいます。

医師も歯科医師も早死にする人が多いといいますが、ストレスの多さと多忙による運動不足、過食や美食、アルコールの多飲などから来ています。

お金があるので、良いものを飲み食いし、運動はしないのですから、太るに決まっています。美味しいものもお酒もストレス解消にはうってつけですから。

以前、「今まで通っていた歯医者さんのスタッフに、『うちの院長は糖尿で目がよく見えていないから他の歯医者に行ったほうがいい』と言われました」という患者さんがいました。

患者の健康のことは考えていても、自分の健康は顧みない、あるいは顧みる余裕がないこともあります。なぜなら、歯科医院を経営していると、「自分が休みの時は他の病院も休み」ということになりがちだからです。歯科医院や病院の休みは土日祝日、平日だと水曜日や木曜日が多いので自院と休みが重なります。

このように、歯科医師は自分の健康管理がおろそかになる条件が揃っているのです。

歯科医師なのに、虫歯になってしまい治療をどうしようなどと言っている人もいます。同業者だと腕や評判を知っているので、誰に治療してもらうかというのも悩みどころ。

ちなみに私が夫に治療してもらう時は、後々の喧嘩を避けるため、前もって治療方針や手順をすべて指示。さらに、麻酔は自分で行います。なぜなら自分で麻酔をするほうが痛くないからです（笑）。

歯科医のトリセツ

15

経済的には自由、時間的には不自由

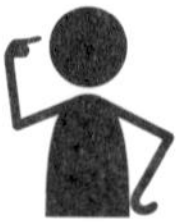

歯科医師の未来は「どちらも不自由人」?

歯科医師の収入は、サラリーマンの平均よりは多いほうです。経済的にはそれほど不自由しないと言えるでしょう。しかし、時間に関してはかなり不自由です。コロナ禍であろうと、在宅ワークやオンライン診療とは無縁です。とにかくクリニックに行って患者を診ないことには仕事にならないのですから。

お金はあるが時間がない。そうなると、必然的にストレス発散は買い物になりがちです。趣味にお金を費やす歯科医師が多いのはこのような理由からです。

また、一般的な会社などと違い医療機関であるため、簡単に潰れるとは考えにくく

「永遠にお金が入ってくる」という意識でいる歯科医師が多くいます。

それが、このコロナ禍で、今頃になって安穏としていられる立場ではないと気づいて慌てている歯科医師が増えました。歯科医師はプライドが高いので、経営が行き詰まっても弱みを見せない人が多く、これまでは順調に経営してきたが、コロナ禍で初の試練にぶつかっている歯科医院もあるようです。

多くの歯科医師はこれまで歯科医師という国家資格と、安定した立場にあぐらをかき、社会の動きに対して鈍感でした。

今回のコロナ禍で、周囲に言われるがまま融資を受けて病院を大きくすることに尽力してきた歯科医師たちも、いくら手を広げたところで潰れてしまっては意味がないということに意識が向いてきました。

大澤歯科医院の場合は、10年以上前からカツカツで大変な思いをしていたため、今回の荒波も「これくらいなんでもない！」と夫婦で励まし合っています（笑）。

今すぐに考え方と行動を変えることができない歯科医師たちが、「時間的・経済的不自由人」となるのはそう遠い未来でもなさそうです。

歯科医のトリセツ

16

歯科医師は人気のない職業

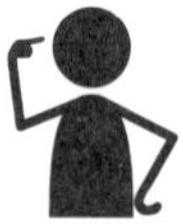

コスパが悪く働き方の選択肢も少ない

項目⑦で歯科医師はモテると書きましたが、職業としてはあまり人気がありません。その理由は、非常にシンプルで、「コスパが悪い」から。歯科医師は、かかるお金と労力に、生涯年収が見合わないのです。

同じように学費や労力の負担が大きい職業には医師がありますが、生涯年収はこちらのほうがはるかに上。初診料・再診料などの点数において、医科と歯科では大きく差をつけられているのです。ワーキングプアの歯科医師が増えているのはこうしたことも背景にあります。

また、医師ならばある程度の年齢以上の勤務医というのも珍しくないですが、歯科医師の場合はほとんどが開業するスタイル。総合病院の歯科口腔外科の部長ならば勤務医としても長くそのまま続けられますが、各病院に一枠しかありません。

歯科医師は「若いうちは勤務医として働き、その後は開業する」というルートが一般的。つまり、ほとんどの歯科医師には莫大な「開業資金」なるものが必要なのです。そのため、歯科医師は子供にも継がせようとします。

『開業に縛られる』というのは、歯科医師という職業において、いかに働き方の選択肢が少ないか、ということの現れです。医師ならば、勤務医の他に、夜勤のアルバイト、某ドラマの美人外科医のようなフリーランス、化粧品のプロデュース、テレビに出演するキラキラ系美容皮膚科医など、ちょっと考えるだけでもいろいろな働き方が思いつきます。

こうした自由な働き方の歯科医師がゼロとは言いませんが、かなり少数です。開業すると、開業資金の返済やスタッフのマネジメントなどプレッシャーも大きく、経営に関する雑用も増え、超多忙。「勤務医に戻りたい」と誰もがぼやきます。

歯科医師という職業は、優雅なセレブとは程遠い、厳しい職業なのです。

コラム① 「ア・イ・シ・テ・ル」のサインの意味は？

間違った器具を持ってきたスタッフに対して、器具でカツカツカツカツカツと５回テーブルを打ち付ける癖のあるドクターがいるそうです。５回のカツカツカツカツカツは「ちがうだろ」なのか、それとも「はやくしろ」なのか、あるいは「これじゃない」のどれかをあからさまな態度で示したのに違いありません。

この癖のあるドクターの話を聞いてDREAMS COME TRUEの名曲「未来予想図〜三部作〜」を思い出しました。

「未来予想図」ではヘルメットを５回ぶつければアイシテルのサイン。「未来予想図Ⅱ」ではブレーキランプを５回点滅させればアイシテルのサイン。「ア・イ・シ・テ・ルのサイン〜わたしたちの未来予想図〜」では花火でハートを５つ書いたりおでこを５回ぶつけたりしてアイシテル。

「言葉ではなく態度で伝えたけれどあなたにちゃんと伝わっているかしら？」という内容の歌詞もあります。

このドクターに限らず、自分が気に入らないことやネガティブな気持ちを、相手が不快に感じる態度で伝える人に出会うことがあります。

「はぁ」というあからさまな溜息や「はぁい」という挑戦的な返事、あきらかに「無視ですか？」と感じてしまうくらい相手や相手の目を見ない人など。

恋愛の場面だったら態度や目線で思いや気持ちが伝わることもあるでしょう。しかし、仕事中に自分の不愉快な気持ちやイライラを態度を伝えようとするのは小さい子供が自分の思い通りにならなくて駄々をこねている状況と何ら変わりがありません。大人なら面と向かって言葉で伝えるべきです。

もしこのアイシテルのドクターが私の上司だったら……。

準備した器具でカツカツと２回テーブルを叩きます。そして「これでいいですか？　の合図ですから」と院長に伝えることでしょう（笑）。

2章

歯科スタッフのためのトラブルシューティング

院長の頭の中には7人の小人がいる？

診療をしながら経営も、さらに労務やスタッフマネジメントもしなければならない歯科医師の頭の中は常に飽和状態です。キャパオーバーでショートしてしまうことも珍しくありません。

歯科大学や歯学部では「歯科医師になるための勉強と歯科医師国家試験に合格するための勉強」に6年間という時間を費やします。そして「経営」というものについては学ぶ機会がないままに開業します。開業してから「えっ」と思うことにぶち当たって、「開業医ってこんなに大変なの？」と真っ青になり、枕を濡らす夜が続くのです。

立場が違うので、院長とスタッフが完全にわかり合える日など来ることはないと思っています。しかし、一日のうちのほとんどの時間を過ごす院長との関係が最低最悪、毎日院長の悪口や不平、不満、愚痴（三毒）を言っていても自分の運を下げるだけ。そんな気持ちや態度で仕事をしても幸せな未来はやってきません。違う職業や転職を考えている場合を除いて、もし今の歯科医院で自分が持っている資格やスキルで給料をもらい続けようとしているならば、早急に考え方と態度を変えましょう。

この章では、スタッフの訴えに答える形で、なぜ院長がスタッフをうんざりさせるようなことをするのかを解説しています。ズバリ、個性的、そしてもしかすると変わり者（笑）である院長への対処方法を学んで「院長を手のひらで転がす」一助になればと思います。

多くの役割をこなさなければならない院長の頭の中には、白雪姫に登場する「7人の小人：院長バージョン」が住みついています。小人に名前はありませんが、①歯科医師②経営者③意地っ張り④プライドが高い⑤気弱⑥優しい⑦おっとりの7人です。

白雪姫に登場する7人の小人は白雪姫を助けてくれますが、院長の頭の中に住んでいる小人たちは少し厄介なところがあります。診療中、いろいろな場面で登場してスタッフを困らせるのです。一人一人は魅力的な小人たちなので各々の個性を頭に叩き込んで対応したら、そんなに恐れることはありません。

ディズニー映画『白雪姫』の中で小人たちが歌う「ハイホー♪　ハイホー♪」はお互いに励まし合うための掛け声だそうです。診療中に「7人の小人：院長バージョン」が現れたら心の中で「ハイホー」と叫び、自分を励ましながら仕事をしてください。

歯科医のトリセツ

17

「基本通りにやっているつもりなのに怒られます」

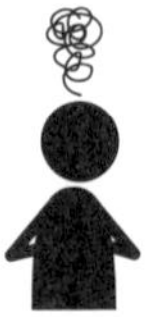

勝手にルールが変えられている可能性を考えてみる

基本を守ること。これは仕事をミスなく遂行するための初歩の初歩、絶対に必要なことです。しかし、基本通りにやっていることを注意されるようなら、まずは、自分の中の「やっているつもり」を再確認してみましょう。

新人スタッフが仕事を覚える方法はいくつかありますが、主なものは、①先輩から口頭で伝えられる、②マニュアルを見て覚える、ということが考えられます。

①の場合、教育係が一人の時はまだいいのですが教育係が数人いると、「人によって言うことがまったく違う」というのはよくあること。

言われた通りにやったのに院長に怒られる場合は、その都度教えてくれた先輩に確認しましょう。

②「マニュアルを見て覚えて」と言われることもあると思いますが、最悪なのはマニュアルが古すぎる、あるいはアップデートされていない場合。渡されたマニュアルが最新の情報になっているか確認するのを忘れないようにしましょう。

しかし、上記のどちらにも当てはまらない、最悪なパターンがあります。それは、一国一城の主である院長が国（歯科医院）の法律さえも好き勝手に変える、という強硬手段に出ること。自分本位に物事を解釈して自分の中で勝手に基本となるルールを変えて、誰にも伝えていないことがあります。

スタッフはしっかり基本を守っているのに院長が勝手にルールを変えていきなり怒る。この場合は、スタッフ全員で立ち向かい、一揆を起こすしかありませんね。そして、国（歯科医院）は民（スタッフ）によって成り立っているということを思い知らせてあげましょう。

歯科医のトリセツ

18

「特定のスタッフをえこひいきします」

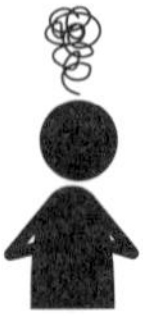

えこひいきされる人とされない人の違いって何？

人間なので誰にでも好き嫌いはありますが、プロの医療現場にえこひいきを持ち込むのは言うまでもなくご法度。しかし、恋愛感情を抱く「狙っているスタッフ」に対して、気を引くために給料をアップしたりシフトを優遇したりといった姑息な手段を使う器の小さい院長がいるという話を聞き、驚きました。

そうしたあからさまなえこひいきの現場に立ち会えば、不快になるのは当然です。ですが、院長を応援して恋のキューピッドになり一生感謝される、というのもありかもしれません。この先も院長はあなたに頭が上がらないとなると、とても働きやすい職場になるのではないでしょうか（離婚したら恨まれるというリスクもあるかもしれませんが）。

「えこひいき」を漢字で書くと「依怙贔屓」。自分のお気に入りの人の肩を持つ、好きなほうを優遇するという不公平なことに使われます。本来「依怙」は頼る、頼む、「贔屓」は大いに力を入れることという意味があります。

「依怙贔屓」というとマイナスなイメージですが「ご贔屓」だったらどうでしょう。意味合いが一気にプラスへ変わります。

恋愛がらみのえこひいきは論外ですが、えこひいきされているスタッフを客観的に観察した場合、そのスタッフはどんな人でしょうか。えこひいきされるスタッフとえこひいきされない自分との違いは何でしょう。えこひいきされるスタッフには何かしらの魅力があるのではないでしょうか？

これは院長にも言えること。患者さんに魅力を感じてもらい、「ご贔屓」にされて数ある歯科医院の中から自院を選んでもらわなければ経営が成り立ちません。

そう考えると、えこひいきされる人材を目指すというのは、一概に悪いことではないと思います。

歯科医のトリセツ

19

「前もって器具を準備しているのに私だけイライラされます」

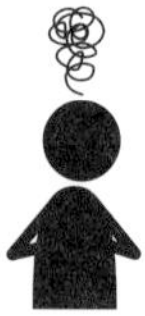

誰かの「気遣いプラスα」が裏目に出ているのかも

基本通り器具を準備しているのに、自分が準備した時だけ院長がイライラする、という経験をしたことがあるスタッフもいるでしょう。

実はこれには次のようなからくりがあります。

「先を読む」ことができるスタッフAさんは「もしかしたらこれも必要になるかもしれない」と気を利かせて、プラスαの器具を追加で用意してくれています。しかし普通のスタッフBさんは基本の器具だけを準備します。決められた通りの仕事をしているBさんに落ち度はありません。

しかし怒りん坊な歯科医師たちは、プラスαの器具を追加で準備してくれたAさんに「助かったよ、ありがとう」と感謝の言葉を伝えることなどありません。さらに、Bさんに対して「先が読めない、気が利かない」「これじゃない、何で（使いたいものが）ないんだ」とイライラからぷんぷん、そしてついには激怒へとヒートアップしていきます。その歯科医師の中では、いつもプラスαの器具を準備してくれるAさんのほうが基本になってしまっているのです。

スタッフの気遣いに気がついてくれるデキる院長ならば、スタッフ全員で院長にイライラされないAさんを見習い、プラスαをどんどん実行しましょう。

しかし、スタッフに感謝する気持ちなどない残念な怒りん坊院長ならば、治療内容ごとに使う器具を細かく決めておき、Aさんだけのプラスαも止めてもらいましょう。院内に不穏な空気が充満して息苦しくなるのを防ぐため、プラスαがお望みならば、院長の口から直接必要な器具を言ってもらうと良いでしょう。

誰が担当しても同じ結果になるよう統一することで、無用な軋轢を避けるのです。

歯科医のトリセツ

20

「空いたユニットに患者さんを案内したらイライラされます」

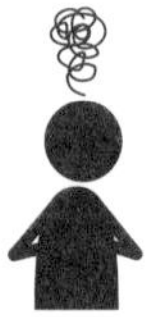

ユニット間の移動には歯科医師のこだわりがあります

歯科治療の特徴のひとつに「歯科医師とスタッフ自らがユニットを移動する」というのがあります。

それゆえに、スタッフはどこのユニットにどの患者さんを案内するか、というのが重要になります。

歯科医師はどの順番でどこのユニットに行くか、そしてどんな処置を行うかということを瞬時に判断しています。そのため、順番が狂うと自分のペースも崩れてしまうのでイライラするのです（一部例外もありますが、医科の場合は患者さんがドクターの前に座って診察を受けるので、医師自ら動くことはあまりありません）。

このユニット移動に関して、歯科医師には2パターンあります。

自分で「どの患者さんをどこのユニットに案内するか」を指示したいドクターと、スタッフに指示を任せるドクターです。

この質問のように、スタッフが患者さんを案内したことで怒るのは、主に前者のドクターではないでしょうか。

せっかく気を利かせて前もって患者さんをユニットに案内したのに、怒られてしまっては気遣いが無駄になります。まずは、院長がどちらのタイプなのかを見極めることが重要です。

前者であれば自分の判断だけで患者を案内せず、隙を見て院長に確認すること。院内の混雑状況によっても変わってきますが、余裕があれば「○○さんを△番ユニットにお通しします」と、とびっきりの笑顔とともにカルテを院長の目の前に差し出しましょう。

「返報性の法則」といって、人は多少機嫌が悪い時でも、笑顔で話しかけられたら笑顔で返してくるものですから。

歯科医のトリセツ

21 「院長を呼びに行ってもなかなか出てきません」

古いシステムに縛られて理不尽な雑用に忙殺

基本的に、歯科医院の院長は大忙し。

なぜなら治療以外にもやることが山積みだからです。治療、事業計画、スタッフの採用、マネジメント、レセプト請求、財務管理、資金繰り、歯科医師会業務、大学同窓会業務など次から次へと仕事が舞い込んできます。

色々な意見はあると思いますが、歯科業界はまだ国に守られています。例えば、コロナ禍で飲食関係、特に酒類を提供する飲食店などで働く方は、緊急事態宣言が出る度に理不尽な思いをされたことと思いますが、歯科業界は国から業務に関する命令はありませんでした。

しかし、国に守られているということは、お国の上の偉い方々の言うことを聞かなければならないということでもあります。流れの下流にある歯科医師会や大学同窓会は現代のあらゆる進化に逆行しているのではないか、と思われるくらい、考え方やシステムが古いのです。ＦＡＸやハガキでの出欠確認、その手配を若手の歯科医師がやる、という世にも不思議なシステムが続いています。

パシリに使われていた若手歯科医師が偉くなってシステムを変えようとしても「前例がない」という言葉で撃沈。一部の少数派である「老害」と呼ばれる古い先輩たちに立ち向かうことなどできません。

院長は院長室で、逆らうことができない旧態依然とした組織の囚われの身となり理不尽な雑用に追われているのです。これだけは仕方がないのです。

院長がなかなか出てこない場合は「院長も大変ね」と笑ってやってください。

まれに仕事中、スマホでゲームをしたり、ネットで映画鑑賞をしたりしている院長もいるようです。そんな院長には「今は仕事中です。そんなことは休み時間にやれ」と回し蹴りでもしておきましょうか。

歯科医のトリセツ

22

「高齢の患者さんへの苦労をわかってもらえません」

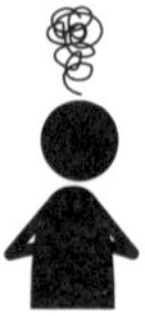

伝わりにくい苦労はミーティングでプレゼンしましょう

前述のように、院長にはスタッフにはわからない雑用がたくさんあるように、スタッフにも院長が気づかないような細かい仕事がたくさんあります。

直接的な歯科診療の他に、超高齢社会に突入した現代では高齢者の対応に多くの時間と労力を割かなければなりません。

誰しも年をとるにつれて記憶力が低下する、あるいは認知症などの病気で理解力を失ってしまうことは仕方がないことですが、そのような患者さんへもスタッフが対応してくれているのです。

有病者の場合の内服薬に抗凝固剤が含まれているか、脳梗塞の既往歴、それに伴う主治医の抜歯の可否の判断の確認、血圧測定など、診療に入る前に確認することは数え切れないほどあります。

患者さん本人がこちらの質問にしっかり答えられる場合はまだいいのですが、加齢に伴う認知機能の低下で話がすれ違う、同じことを何回も説明しなければならないこともよくあります。

しかし、治療に専念している院長は、スタッフにそんな苦労があるとは思ってもいません。そのため、高齢者の対応に時間がかかりすぎるとか、なぜ（高齢の患者さんに）説明が伝わっていないんだ、などと言い出すのです。

院長にスタッフの苦労に気づいてもらうためには、多くの歯科医院で行っているミーティングの時間に、スタッフ発表用の時間を作ってもらいましょう。そして、対応が大変だった患者さんについて院長にプレゼンしてみましょう。スタッフの大変さを院長にわかってもらうチャンスであるとともに、高齢者の性質を理解できない若いスタッフにはどのように対応したらいいかのヒントにもなり、まさに一石二鳥です！

歯科医のトリセツ

23

「頭の良い院長ですがとにかく怒りっぽいです」

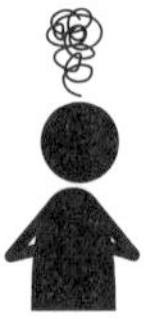

天才には凡人の言動が理解できません

「前にも言った！」「一度教えてるのに！」と院長に怒られるけれど記憶にない……そうした経験をしているスタッフも多いかもしれません。

個性に富んだ歯科医師の中には、非常に優秀な院長も存在します。とにかく頭の回転が速く、切れ者。いわゆる天才、秀才タイプの人たちです。

彼らの怒るポイントはズバリ「1回言ったはずなのに理解していない」ということ。優秀な彼らは「前に1回言ったことなのに理解していない」ということがわからないのです。なぜなら自分自身は、1回言われたことはその1回で覚えられるから。私も含め凡人である多くの人は「言われたことを一度で理解する」ということのほうがあり得ないのですが、この考えは天才タイプの院長には通じません。

従って凡人たちは「いきなり怒られた」と感じてしまいますが、院長は「前に1回言ったのに何で理解していないんだ」「前に1回やり方を説明したのにどうしてできないんだ」となるわけです。

残酷ですが人の能力には差があります。先天的に遺伝子に組み込まれていることなので、これればかりはどうしようもないのです。

院長が優秀すぎる場合、できることはただ一つ。院長の目の前でメモを取りまくり、院長が言ったことをマニュアルにして次回からはそのマニュアルを見ながら仕事を進めていくやり方に変えるしかありません。

真面目なスタッフに限って、言われたことを丸暗記しようとする傾向が強いようですが、仕事はテストではありません。不確実なことをやるくらいならマニュアルという名のカンニングペーパーを用意してもかまわないのです。

歯科医のトリセツ

24

「陰であれこれ頑張っているのに評価してくれません」

陰のことに院長は気づかないのでアピールが必要

細々した器具の管理、注文、発注。院内の備品の整理整頓。消毒室での滅菌消毒。診療室以外でスタッフがやる仕事は無限にあります。しかし、歯科医師はそれを知りません。裏方にどんな仕事があるのかは、なんとなくしかわかっていないのです。

私は勤務医時代に勤務先の院長から「先生もスタッフが裏でどんなことをしてくれているのかわかっておいたほうがいいから消毒室を手伝ってみたら」と言われ、診療後に基本セットの洗浄、滅菌パックのパッキング、タオルの洗濯、ワッテ缶へのワッテの補充などをやりました。

私はワッテ缶にガーゼを補充する時に残っているガーゼの上に新しいガーゼをそのまま補充しました。するとあるスタッフが「先生、そのやり方だと下にあるガーゼがいつまでも使われることなく古くなります。一度ワッテ缶からガーゼを全部出して新しい補充用のガーゼを下にして残っているガーゼを上に戻します」と教えてくれました。

さらに大雑把な私はロールワッテの補充の時にぎゅうぎゅう詰めていたら「先生、それではドクターがロールワッテを取り出しにくいので向きを揃えて、取り出しやすいよう少し余裕を持って入れてください」と言ってくれました。

私たち歯科医師が仕事がしやすいようにこんなに細かいことまで気を遣ってくれているのだと思い、次の日からはワッテ缶が光り輝いて見えました。

今思うととても貴重な経験をさせてくれた勤務先の院長には感謝しかありませんが、ほとんどのドクターはこのような経験がなく、スタッフの陰の努力には気づきません。したがって、自分の仕事ぶりは、言葉にして院長にさりげなくアピールするしかないのです。そして、年に一度くらいは診療後、院長に消毒室で器具を洗ってもらうといいかもしれません。その時は、「院長が初心を忘れないための時間ですよ」というメッセージを添えることを忘れないでください。

歯科医のトリセツ

25

「頑張っているのに給料が上がりません」

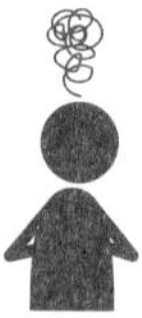

院長が欲しい能力を探りましょう

頑張ることに見返りを求めるのは望ましくないという考え方もあるようですが、私は頑張った分はきっちりと評価してほしい派です（笑）。どのような形で評価されたいかは人の個性によってそれぞれ違うので、前作『歯科衛生士のトリセツ』（かざひの文庫）194ページを参考にしてください。

目に見える「お金」で評価してほしいスタッフにとって、「頑張った=給与アップ」は当たり前のことです。頑張っているのに給料が上がらないのはモチベーションの低下にもつながります。

給料を上げたいのであればその歯科医院ごとに「評価される項目（プラスαの部分）」があるということを理解しなくてはなりません。評価される項目も歯科医院の状態によってその時々で変わってきます。保険点数の3〜5倍くらい（勤務年数、キャリアによって変化します）働いて基本給となります。プラスαの部分がA歯科医院では自費治療の契約金額、B歯科医院では後輩の指導（マネジメント）、C歯科医院ではスタッフをまとめること（リーダーを求めている）と歯科医院ごとにまったく違うのです。

また、同じ歯科医院でも、ある時は院長が新しい治療を取り入れた時に積極的に患者さんにアナウンスすることが評価され、またある時は新人教育が評価されるというように「評価される項目」は変化し続けます。

今頑張っていることが、院長が評価しようとしている項目なのかを確認する必要があります。いきなり院長室に乗り込んで「院長、給料を上げてください」と言うのは自己主張が強すぎてあまり賢い方法ではありません。まずは院長に「給料を上げてほしいのですが、今の私は何をやったら評価してもらえますか？」とストレートに聞いてみましょう。この問いにすぐに答えられないようなら、自院の進みたい方向がハッキリしていない優柔不断な院長と言えます。

歯科医のトリセツ

26 「スキルはあるのに評価されません」

技術だけでは評価できない理由があります

項目㉕に書いたように、院長が求めるスタッフ像というのは歯科医院ごとに異なるうえに、同じ歯科医院でも成長発展段階によって違ってきます。歯科医療関係者がよく使う「スキル（技術）」は手技が優れていること。つまり腕がいいとか技術が優れているというテクニック面だけを指すことがほとんどです。

しかし、経営者サイドはもうひとつ別の能力も求めています。それは、「マネジメント力」。歯科衛生士業務に必要な技術（テクニック）はもちろんですが、歯科医院のメンバーの一員として足並みを乱さないこと、さらにスタッフ同士をまとめる力（マネジメント）、この二つの能力を求めているのです。

ここでスタッフの皆さんにクイズです。歯科医師が二人以上集まればどんな話をしていると思いますか？

まずはなんと言っても症例の話。悩んでいる症例について違う歯科医師の意見を聞いて治療計画の参考にします。困った患者さんの話も多いです。

次にスタッフの話になります。勤務年数だけは長いのにスキルアップしない、まったく勉強しないスタッフの行動とマインドを変えるためにはどうしたらいいか、というのは歯科医師の永遠の悩みです。

そしてマネジメント能力の低いスタッフへの対処方法へと話は移ります。先輩風を吹かせる、お局様として院内のルールさえも勝手に変えてしまうスタッフに限ってスキルは高く、スタッフの中で一番の稼ぎ頭だったりします。

公平な人事評価が機能している歯科医院ではスタッフ自身が思っている評価と歯科医院側の評価に大きな乖離はないはずです。もし、自分が正しく評価されていないと感じるならば「自分が評価してほしいポイント」を羅列しておいて院長に個別面談をお願いしてみましょう。

歯科医のトリセツ

27

「有給休暇を取りにくいです」

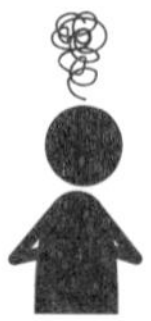

有給休暇申請のためのルールが整備されているか確認を

歯科医院に限らず、多くの会社はギリギリの人数で仕事をこなしています。会社の支出の中では人件費の占める割合が大きいこと、一部の業界を除き、長引くコロナ禍で業績が悪化しているため余裕を持った人員配置ができないのが実状です。特に歯科医院のような少人数組織の場合、一人が欠けると他の人にかかる負担が大きくなってしまいます。

有給休暇申請の理由は人それぞれ。子供の行事、自分の通院、親の介護のための付き添い、リフレッシュのため。いずれにせよ、そのスタッフの人生にとっては大事なことなのです。

有給休暇を申請すると他のスタッフが露骨に嫌な顔をする歯科医院もあるようです。嫌な顔をされるとさすがに次から有給が取りにくくなります。

お子さんがいないスタッフには、子供の行事で仕事を休むということが、若いスタッフには自分の病気や親の介護のために仕事を休むということが、仕事一筋のスタッフにはリフレッシュ（遊びに行くこと）のために仕事を休むということが理解できないかもしれません。しかし、将来自分もそうした立場になる日が訪れるかもしれません。

有給休暇を取りにくい職場の場合、有給休暇申請のためのルールが整備されていない場合もあります。何日前までに、どんな書類を提出して、誰に報告するか。権利だけを主張するのではなく義務もまっとうすることを念頭に置いて、有給休暇申請ルールの整備を院長にお願いしてみましょう。

私たち女性は職場以外でいくつもの役割を担っています。仕事以外の役割に費やす時間（有給休暇）を取れないために仕事を辞めるというのは、あまりにももったいないことだと思います。

歯科医のトリセツ

28 「新人スタッフが育っていないと注意されます」

どこまで教えるのが新人教育なのでしょうか

今どきの新人はあらゆる意味で強烈です。

大きな声で元気に挨拶をする、なんて平成時代までの昔話です。コロナ禍で「大声を出す」などというのはもってのほか。大きな声を出してはいけないと教育されています。いったい、患者さんへの挨拶はどのくらいの大きさが適切なのでしょうか？

「メモを取って」と伝えても「スマホでスクショ」で育った新人たちは写真メモが当たり前。メモ帳にペンでメモを取る、ということが理解できません。

義歯のバイトを取る際、蝋堤《ろうてい》を軟化するためにアルコールランプに火を点けてもらおうとしても、IHで育ったため、「火」は理科の実験で一度体験したことがあるだけ。ライターやチャッカマンの使い方も新人教育係が教えなければならないのでしょうか？

LINE世代の新人たちの会話はすべてが単語で動詞がありません。「患者さんに説明」というメモが書いてあるのですが、すでに「説明した」のか、これから「説明する」のか、「必ず動詞で書いて」と何回も言っているのに通じません。日本語を理解してもらうための何かいい方法はありませんか？

人材育成のプロならともかく、人の育て方など歯科衛生士学校では習いません。新人教育がいかに大変かを理解してくれない院長には、具体的に何ができていなかったのか、何をどこまでできるようにすれば新人教育ができたことになるのかを明確にしてもらいましょう。それをクリアしてもなお「新人が育っていない」と注意されたら、ニッコリ笑ってこう言ってみましょう。

「だったらいがやってみろじゃ（訳：だったら院長がやってみて）」。

歯科医のトリセツ

29

「院長に伝えたはずなのに覚えておらず逆切れされます」

目に見える証拠を残しておきましょう

仕事中、部下が上司から伝えられたことを忘れていたら怒られます。

歯科医院でも、院長がスタッフに仕事で重要なことを伝えたのにスタッフがそのことを忘れていたら院長に怒られます。この場合、明らかに忘れていたほうのミスなので仕方ありません。

しかし、スタッフは院長に伝えたのに、院長は「えっ、そんなこと言った？　知らない、聞いていない」と逆切れするのは院長あるあるです。どんなに腹が立っても、スタッフが院長を叱ることはできません。

大澤歯科医院でも何度かありました。あるスタッフが院長に伝言している場面をその他のスタッフ数人が目撃しているのに、院長は「そんなの聞いてない、知らない」と逆切れするのです。内心「はぁぁぁぁ」と呆れて盛大なため息をついているはずですが、大人の対応ができる当院のスタッフは冷静に、もう一度院長に伝言の内容を伝えます。

性格的に大人の対応ができない私は「言った、言わない」で夫である院長とバトルになり、家に帰ってからも険悪な空気のままです。

「言った、言わない」を避けるためには、口頭で伝えると同時に文字にすることが重要。口頭で伝えると同時にメモも一緒に渡すのです。そしてメモを渡した旨もメモしておきます。面倒くさいと思うかもしれませんが、後で揉めることがないようにスタッフサイドで防御するしかありません。

「目に見える証拠を残しておくこと」が、トラブルを防ぎ、院長の逆切れというストレスフルな状況を回避する最大の方法。

歯科医師はいくつになっても自分勝手な人たちなのですから。

歯科医のトリセツ

30

「経営やマネジメントについての泣き言を言われて困ります」

甘えん坊の院長には時に厳しい言葉が必要かも

歯科医院を開業する際、場所選びやユニットをはじめとする機材の選択にはかなり注力しますが、マネジメントの重要性を知っている歯科医師はごく少数だと思います。実際に開業して、マネジメントで困ったことにぶち当たった時に初めてその重要性に気がつき、学び始めるドクターがほとんどでしょう。

マネジメントを学ぶ時間を捻出できるならまだマシですが、日々の診療や雑務に追われ、気がついた時には歯科医院も家庭もそして自分の健康状態もボロボロになっている、というドクターも多く存在しています。

古いタイプの院長はどんなに辛いことがあっても他人に弱みを見せることはなく、「経営者は孤独」ということを理解していますが、若い院長の中には経営やマネジメントで困っていることや悩んでいることをスタッフに話す人も存在するようです。

例えば「お金がなくて困っている、借金の返済が大変だ」とか「○○さんが自分の言うことを聞いてくれない」など、スタッフサイドにしてみたら「私にそんなことを言われても」というような内容ばかりです。厳しい言い方になりますがスタッフに泣き言を言っても何の解決にもなりません。誰も解決してくれないのです。

もし他人に泣き言を言って解決してもらおう、あるいは慰めの言葉をかけてほしいなどと甘いことを考えているなら、トップとして覚悟が足りません。

院長から問題解決のための意見や提案を求められた場合に知恵を貸してあげるのはいいことだと思います。しかし、ただの泣き言や愚痴であれば、はっきりと言いましょう。「院長がトップですからご自分で解決してください」と。

どんなにスタッフだけが頑張っても、院長自身が覚悟を決めなければ、歯科医院がいい方向に改善することはありませんから。

歯科医のトリセツ

31

「ミーティングの目的があやふやです」

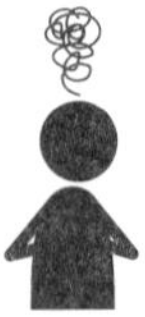

院長の目的に応じて対応を変えてあげましょう

定期的に院内ミーティングを行う歯科医院は多いと思いますが、ミーティングで、意図のわからない話を延々と聞かされることほど苦痛な時間はありません。院長が何を言いたいのかさっぱりわからない。ずっと喋っているが結局何をすればいいのか理解できない。最後は「今までの時間って結局何だったの?」で終わるミーティング。このようなミーティングをやってしまう院長はズバリ「伝えるべきこと」と「すでに伝わったこと」を理解していないという特徴があります。

ここでは、ミーティング時に院長が何を求めているのかわかりにくい場合の対応策を見ていきましょう。

①院長が感じたことや思ったこと、時にはちょっとウザい「俺の理想の歯科医院」を語っている→この場合は単にスタッフに話したいだけなので、「うんうん、そうですよね」という同意のリアクションをしてあげれば、ご機嫌になるでしょう。

②何か問題が起こり、院長のほうから「次からこうしてください」という指示が出た→これは、院長の中ですでに問題を解決しているのでトップダウンの形になります。仮に「えーー」と思ったとしてもまずは院長の言う通りに一度やってみましょう。もしそれで不都合が起こった場合は院長に問題点を提起します。

③「みんなはどう思う?」「どうしたらいいかな」とハッキリしない→この場合は、スタッフに意見や解決方法を求めているので、スタッフだけのミーティング時間を作り、意見をまとめて院長に提出しましょう。最悪なのは、スタッフに任せたのに横から院長が意見を言うパターン。誰に決定権があるのかがハッキリしなければ、何のためのミーティングかわからなくなります。もし院長が横から口を挟んできたら「だったら院長が考えてください」と逆丸投げしてしまいましょう。

歯科医のトリセツ

32

「院長が何を言いたいのかわかりません」

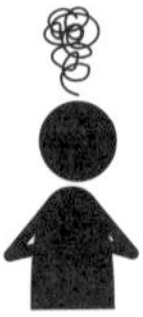

シングルタスク脳で整理ができていない院長

歯科医院の院長は一人何役もこなさなければなりません。歯科医師として治療をする傍ら、院長として医院のリーダーとなり、経営者として歯科医院経営の戦略を練る……求められるのは「マルチタスク（複数の業務や作業を並行して行うこと）」。

しかし、なぜかマルチタスクが苦手でシングルタスク（一つの業務や作業が終わるまで他のことには手をつけない）的思考の男性院長が多いような気がします。女性の場合、洗濯機を回しながら掃除機をかけたり、調理用のお湯を沸かしながら材料を切ったりと普段の生活の中で二つ以上の作業を同時にすることは当たり前なのですが、それが苦手、あるいはできない、男性脳を持った院長も多いようです。

そのためか、アレもコレもと同時並行で進む物事を捌き切れず、自分でも整理がつかないままスタッフに伝えようとした結果、「何が言いたいのかわからない」ということになりがち。

また、このタイプは言っていることが命令なのか依頼なのか提案なのか相談なのかがハッキリしないという場合も多く、スタッフを困惑させてしまいます。

上下関係がある以上、上からの命令ならば従わなければならないし、依頼であれば責任を持って仕事をまっとうするだけだし、提案なのであれば受け入れられるか受け入れられないかを皆で話し合う。相談であれば自分たちにできる範囲のことで意見を述べることができます。やっかいなのは、上記のどれなのかがハッキリしないことです。提案かと思っていたら命令だった、相談だと思っていたら依頼されていた、など双方の勘違いから人間関係がこじれます。

このストレスから解放されるためには、どんくさい院長なのだと割り切って、「これは〇〇ですか？」「これは〇〇という認識でいいんですよね？」と「最終確認」するようにしてあげてください。

歯科医のトリセツ

33

「自分のミスを認めず責任転嫁します」

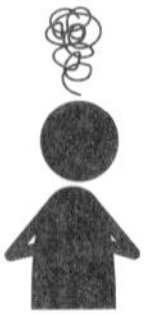

スキルを上げて転職準備をするのもアリ

人はミスをする生き物です。どんな人でもミスをします。法律に触れるような重大な「間違い」は論外ですが、ケアレスミスや勘違いによるミス（もちろんないほうがいいに決まっていますが）は日常茶飯事と言ってもいいかもしれません。

ミスをした時に大切なことはミスを認めること、そして同じミスを繰り返さないこと。なぜミスをしたのか原因を考える、同じミスを繰り返さないために何をどのように改善したらいいのか。この二つを何度も何度もしつこく繰り返して人は進化していくものだと思います。

しかし、自分がミスをしたのに「ごめんなさい」「申し訳なかった」が言えない院長も存在します。自分はミスをしないという自信、下の者に頭を下げたくないという高い高いプライドのなせる業。こんな院長がさらに退化すると、ミスを他人のせいにする「責任転嫁」という技を繰り出します。

こういうタイプに、「間違えたのはあなたです」といくら責任を追及しても事態は好転しないでしょう。残念ながらこれはどうしようもありません。なぜなら他人を変えることはできないから。自分を変えることができるのは自分だけなのです。

もし、院長自身が今後も変わることなくスタッフに責任を擦り付けることを続けるようなら、そんな院長の元を去る日が来るかもしれません。あなたがすべきことは、院長の文句を言うことよりも、もっと良い職場へ転職できるよう揺るぎないスキルを身につけておくことです。そして最後の日は、お世話になった院長への最大の敬意を払いつつ「自分のミスを認めない院長にこれ以上ついていくことができません」と辞表をたたきつけて院長室を後にしましょう。

歯科医のトリセツ

34

「SNSにアップされるのが嫌です」

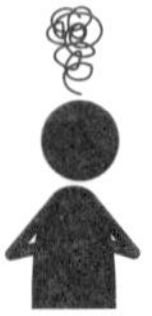

SNSリテラシーにうとい世代を やんわり注意してあげる

一億総SNS時代に突入した現代。SNSを仕事に利用して収入を得ることも可能になりました。それとは裏腹に一度ネットにアップしたものは「デジタルタトゥー」として永久に残ります。自分の怒りをSNS上にアップする人を多く見かけますが「自分が冷静になった時に読み返しても大丈夫?」と思わず心配してしまいます。あまりにもリア充満載でキラキラすぎる、バブルの名残ですか? と思ってしまうような高級品のアップも使い方を間違えると下品で信頼を落としかねません。

院内でのイベントや食事会をSNSにアップするのは医院のアピールや患者さんに

院内の様子を知ってもらうきっかけになります。しかし、撮影した写真を本人の許可なくＳＮＳにアップしている院長が存在します。アップされた写真が本人にとって納得がいくものであればまだセーフですが、可愛くない、イケていない写真をアップされることは若いスタッフにとっては「嫌なこと」。そこの認識ができていません。

「他人が嫌だと思うこと」はイジメ認定されてしまう昨今。本来ならば撮影した側が「この写真をＳＮＳにアップしてもいいですか？」と本人の許可を取るべきなのですが、配慮にもＳＮＳリテラシーにも欠ける院長も存在します。今どきの若いスタッフは、自分が可愛く見える角度や表情を熟知し、自撮りやアプリを使っての加工がとても上手。「自分の見せ方」の研究に余念がなく、その分「自分の写真」というものに大変こだわりがありますが、世代が上の歯科医師たちはそうした事実をわかっていないのです。

撮影した写真は「何に使うのか」「可愛く写っているか」の2点を、「勝手にアップしないでください」という圧をかけながら必ず確認しましょう。

気の抜けたおバカっぽい写真を知らない間に世界に向けて拡散されるほど悲しいことはありませんから……。

歯科医のトリセツ

35

「職場の飲み会が苦手です」

演説を始める院長は無視でOK

コロナ禍の最中に社会人になった人たちには「大人数で集まって飲む」ということ自体信じられないし想像もできないと思いますが、かつて「飲みにケーション」と言ってお酒を通じて職場の人たちとコミュニケーションをとる習慣がありました。コロナ禍で生活の一部になった家飲みや、お酒を飲まない若者が増え、ノンアルコール市場は過去最大の売り上げを記録し更新し続けています。50代、飲みにケーションど真ん中の私としては早くコロナが終息してまた大勢で飲みに行ける日が来るのを心待ちにしているのですが、職場の飲み会が苦手です、というスタッフも多いようです。

職場の飲み会が苦手な原因として、アルコールが飲めない、苦手なのにアルコールをすすめられる、酔った勢いでの暴言などのアルハラ（アルコールハラスメント）がありますす。男性は院長だけで他は全員女性という歯科医院が多いので、無理にアルコールをすすめるというアルハラはあまりないと思いますが、院長が酔っ払って演説を始めるというのはよく聞く話です。「あーあ、また始まった」……せっかくの美味しいお料理が台無し、ヒートアップするにつれて演説の声は大きくなりお店の雰囲気もぶち壊し。

歯科医院は院長を頂点とするピラミッド型の組織構造をしています。上下関係が存在するのは当たり前だし、勤務している以上、院長は絶対的な存在であることがほとんどです。

こんな時でも、上司である院長に愛想笑いをしてあげているスタッフを思うと気の毒でなりません。「空気を読む」能力に長けた若い世代であれば、場が白けないように気を遣っていることでしょう。

空気を読むのは大事なことですが、飲み会での院長の暴走に遭遇した場合に限りその必要はありません。ガン無視ＯＫです。「酒は飲んでも飲まれるな」。お酒の席での失態ほど信用を落とす行為はありませんからね。

歯科医のトリセツ

36

「人格否定・理不尽な説教に耐えられません」

先手必勝、ミスをしたら率先して謝りましょう

人にミスを指摘したり注意したりするのは決して気分のいいものではありません。できれば避けて通りたいこと。しかし、そのまま放っておくと後々同じミスが繰り返され、本人の成長を妨げることにもなりかねません。また、「ヒヤリ・ハット」をはじめとする医療事故の原因になる可能性もあります。ミスによる仕事の効率低下は医院収入を下げることになり、巡り巡って自分に返ってきます。

なるべくミスをしないようにする、同じミスを繰り返さないようにどうしたらいいかを考えることは働いて給与所得を得ている者にとっては永遠にやり続けなければな

らないことなのです。従ってミスを指摘されたら素直に認めなければなりません。

しかし、ミスを指摘する時にミスそのもの以外に人格否定までする院長が存在します。例えば「あなたは○○な人間だからこんなミスをする」とか「そんなミスをする人間なんて見たことがない」などと人格否定や理不尽な誹謗中傷を追加してきます。

このような院長は自分のストレスを「説教」という方法を用いて立場が下の者や弱い者に発散しています。ストレスを感じない人というのは極少数で、ほとんどの人がストレスを感じながら生活しています。日常生活のストレスと上手く付き合い、ストレスを発散して自分で自分の機嫌をとることは社会生活を営む大人に必要とされるスキルなのです。

このスキルが身についていない院長は実は精神年齢が低いことが考えられます。自分の感情をコントロールできない子供と同じです。こんな院長には何か言われる前に「今回は私のミスでした（素直にミスを認める）。次回からは○○に気をつけます（同じミスをしないための解決方法を提案する）。すみませんでした（謝罪する）」と3段階の先手を打ち、説教を言う隙を与えないようにしましょう。

ミスを憎んで人を憎まず。常に心掛けたいものです。

歯科医のトリセツ

37

「院長のいじめとセクハラに困っています」

単なる指摘・感想？　それともいじめ・セクハラ？

私には高校生と中学生の子供がいますが、子供たちの学校の保護者会で必ず話題になり、先生がかなりの時間をかけて「いじめ」について保護者に説明します。

「いじめ」の定義は時代とともに変化し続けていますが、「相手に嫌な思いをさせたらいじめという行為にみなされる」という基本認識は変わっていません。ただ、個人によって「嫌な思い＝イジメ」と感じるハードルの高さがまったく違うので、非常に難しい問題です。

セクハラ（セクシャルハラスメント）という言葉が生まれたのが１９８０年。今から30年以上も前のことです。セクハラの定義は「性的に相手が嫌がる行為をすること」となっています。

体を触る行為（身体的接触）は明らかにＮＧですが、バブルを経験した50代以上のエッチ系のおやじギャグについては線引きが難しいところです。私たちの世代では飲み会でのおやじギャグは日常茶飯事で、今の時代だったら明らかにセクハラと認定されても仕方がないようなこともありました。

私は立場上、スタッフが嫌な思いをするであろうことも指摘しなければなりません。嫌な思いをさせるかもしれないが、ミスをなくし、仕事をスムーズに進めるためには必要なこと。また女性ですのでスタッフが髪型やカラーを変えた場合などは「髪切った？」とか「（髪の毛の）色変えた？」などと聞くこともあります。「素敵になったね」という単純な思いだけで言葉にしているのですが、例えば髪型やカラーを本人が気に入っていない場合は嫌味に聞こえるのかな、などと考えてしまいます。

どこまでがイジメでどこからがセクハラなのか？

この問題については私自身、答えがわからないというのが本音です。

歯科医のトリセツ

38

「職場が嫌すぎて転職するかどうか迷っています」

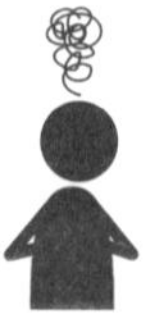

自分で変えられること、変えられないことを整理してみる

歯科衛生士の退職には、職場での出来事が理由になっているものとそれ以外の個人的な理由のものがあり、前者は職場の人間関係、勤務形態・勤務時間、仕事内容、給与・待遇面などで、後者は結婚・出産・育児、別職種への興味などがあります。

職場が嫌すぎる、ということは前者の中に理由があるのでしょう。また転職するかどうか迷っているということは何かが改善されれば働き続けてもいい、逆に改善されなければ退職するということでしょう。

迷っているのならば、自分の意志や行動で変えられることと変えられないことを整理してみることをおすすめします。勤務形態・勤務時間、仕事内容、給与・待遇面で悩んでいるのであれば一度院長に相談して妥協点を見つけてみる。これらのことは一人で悩んでも解決しません。雇用主に相談するしかありません。

職場の人間関係の場合。院長が嫌なのか、スタッフ内の人間関係が嫌なのかによって対処方法が変わってきます。残念ですが院長が嫌な場合は対処方法がありません。

他人を変えようなんて思うこと自体が間違っているし、プライドが高い院長が他人のアドバイスを聞くわけがありません。人間ですから相性や好き嫌いはあって当たり前です。次の職場の院長とはウマが合うことを祈っています。

スタッフ内の人間関係が嫌な場合。安っぽいドラマのようですが、意地悪な先輩や性格の悪い同僚が幅をきかせている職場がいまだに存在するようです。ここはひとつ、歯科衛生士という仕事を遂行するために、彼女たちの存在を無視してみませんか。仕事は一人ではできませんが、一人で頑張っている姿はきっと誰かが評価してくれます。

もし、仕事中にマウントを取る、足を引っ張るようなスタッフがいる職場ならすぐに辞めたほうがいいでしょう。そんな職場にしてしまった「スタッフの管理責任能力ゼロの院長」がトップの歯科医院に明るい未来はありませんから。

歯科医のトリセツ

39

「歯科医師ってそんなに偉いんですか？」

狭い世界で生きてきて勘違いしている人種もいます

ふんぞりかえって誰にでも上から目線で指図し、他人の意見は聞かない。そんな院長の姿を見ていると、「歯科医師ってそんなに偉いの？」といった疑問が湧いてくることもあるでしょう。

狭い世界で周りからは「先生」と呼ばれて過ごすので、自分が特別な存在であると勘違いしてしまっている一部の歯科医師たち。他業種にはびっくりするくらい凄い人たちが存在していますがそれを知らない、まさに「井の中の蛙」です。

スタッフが院長の言動に意見したり、職場改善のための提案をしたりすると、「スタッフのくせに生意気だ」と言い、人の優劣や価値を収入や学歴で評価します。

歯科医師と歯科衛生士がコラボで講演会を行う時は、歯科衛生士も「〇〇先生」と紹介するのですが、いまだに「歯科衛生士を先生と呼ぶのはおかしい」と真面目に議論する歯科医師がおり、呆れます。明らかに自分（歯科医師）のほうが歯科衛生士より上だと思っている人たちです。

その場では壇上に立って話をしてもらうのだから、歯科衛生士を「先生」と呼ぶことに何の違和感もなく、呼び方や名称にそんなにこだわる理由が私にはわかりません。

しかし、その人たちにとっては「先生」と呼ばれることが何よりも重要なことなのでしょう。逆に言うと、「先生」と呼ばれること、「歯科医師」の肩書きだけがその人のすべてで、唯一のアイデンティティであるかわいそうな人たちでもあります。

残念ながらこのような歯科医師には対処方法がありません。いつか己の考え方と態度が間違っていた、ということに気がつく日が来て、真っ当な人間になることを祈ってあげましょう。

歯科医のトリセツ

40 「患者さんの担当を変わりたいです」

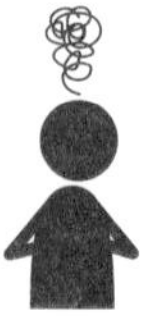

「担降り」したいなら一人で悩まず相談を

「ジャニオタ用語」ってご存じですか？　ジャニーズファン、ジャニオタの間で使われる専門用語のことを言います。自分の好きなタレントさんのことを「担当（たんとう）」、自分が応援しているタレントさんのことは「自担（じたん）」、担当が同じファン同士を「同担（どうたん）」、担当を辞めることを「担降り（たんおり）」と言います。

　歯科医師はどんな患者さんにも平等、公平に対応しなければなりませんが、患者さんの中には医療者サイドの意見にまったく耳を貸さない、自分で診断して病名をつけてくる、病気を治す気があるのか疑いたくなる、暴言を吐くなどのモンスターペイシェントも存在します。常に平常心で臨みたいところですが、そのようなモンスターペイシェントの担当になった時は、気分が落ち込んだり心が折れそうになったり、担降りしたくなることもあるかもしれません。

スタッフが頭を悩ませ、歯科医師に理解してもらいにくい患者さんに「歯科医師とスタッフで露骨に態度を変える」というタイプがいます。歯科医師の前では普通なのですが、スタッフだけになると急に横柄で高圧的な態度になるのです。

キャリアを積んでくると、困った患者さんにはあまり気持ちを入れずに受け流すという技を習得できるようになりますが、社会経験の浅い新人のスタッフにはとても難しいこと。思い込みが激しい繊細なスタッフほど傷つきやすく、一人の困った患者さんが引き金になり退職する、あるいは違う業界へ転職してしまうということもあります。一人で悩まず院長に相談し、対応策や場合によっては担当を変えてもらうことを検討してもらいましょう。

もし院長があなたの悩みにまるで寄り添ってくれないモンスターデンティストだった場合は、心と体を病む前に担降りしましょう。絶対にもっと良い次の担当・自担が見つかるはずですから！

歯科医のトリセツ

41

「仕事に打ち込んでいるのに『早くして』と急かされます」

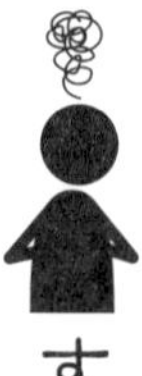

すべての作業に制限時間を設けてみる

スタッフが一生懸命患者さんに説明をしている、頑張ってスケーリングをしているのに「早く終われ」と無言の圧をかける院長。無言の圧ならまだマシですが、患者さんの目の前で「まだやってるの」「いつになったら終わるの」と大声でキレ気味に言う。そんなことを言われたら患者さんが困ってしまうということに気が回らない院長が存在します。そんな時、患者さんのほうが気を遣って「先生、今日は機嫌が悪いの?」とか「ごめんなさいね、私が色々聞いたから」とスタッフに謝っています。

「あそこのスタッフはみんな優しいけれど先生が怖い」という患者さんの評判がある

ことを知らないのは院長だけなのです。

忙しい時に院内の空気がピリピリするのはよくあること。しかし、歯科医師の立場から言うと、「早くユニットを空けて」「さっさと次の仕事に取り掛かって」と大声で叫びたい気持ちもよくわかります。歯科医院では、誰一人として目の前の患者さんのことだけを考えるわけにはいきません。次の患者さんが待っている上、場合によっては急患、予約外の患者さんなど院内全体を見回さなければならないのです。

そうは言っても、患者さんのために頑張っているのに認められないのは悲しくなってしまいますね。院内でよく聞く「早く終わって」を解決するために「その処置を終わらせる時間」を決めてから仕事に取り掛かりましょう。

時間をかければ（一部の人を除き）誰でも仕事はできます。大切なのは自分がやる仕事に必要な時間を把握すること。できるスタッフほど時間内にきっちりと仕事を終わらせます。いくら丁寧でも時間がかかりすぎるのは自分の評価を落とすことになります。時間内にきっちり仕事を終わらせて「仕事ができる私」を院長にしっかりアピールして確実に評価してもらいましょう。

歯科医のトリセツ

42

「スタッフのことを勝手に決めつけます」

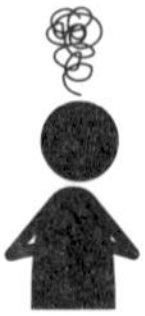

思い込みが激しい院長には本人への確認を促して

最近、若手の院長たちからスタッフ問題で相談を受けることが多くなりました（若手院長からの相談を受ける度に、自分では若手だと思っていたのにいつの間にかベテランの域に突入したようで、時間が経つのがはやいことを感じています。ああ、もう若手じゃないのね、私……）。相談内容によって「そうそう、わかる」「ええ、そんなスタッフがいるんですか」「先生、それはちょっと違うと思います」と何パターンかに分類されます。そんななか、それは悩む時間がもったいないと思うことがあります。院長がスタッフのことを勝手に決めつけ、決めつけたことで悩んでいるのです。

例えばサブチーフをAさんにお願いしたいのだが、Aさんは時短勤務のためサブチーフは無理だと思う（と院長が勝手に決めつけている）。従ってBさんにしようと思うのだがBさんはAさんの後輩なので、Aさんを飛び越えて役職がついてしまうのは下剋上のようになってしまうのではないかと心配している。

女性が一生仕事を続けていくためには、女性ならではのライフイベントと上手く付き合っていかなければなりません。Aさんは何らかの理由があって時短勤務をしているわけですが、時短勤務とキャリアアップは別物と分けて考えることが必要です。

今は時短勤務をしなければならない理由があるのでキャリアアップは無理なのか、時短勤務をしているけれどキャリアアップしたいのか。これは院長が勝手に決めつけることではなく、Aさん本人に直接聞いて確認しなければならないことなのです。「Aさんの意思を直接確認しましたか？」とお聞きすると「聞いていない」とのこと。優しいけれど、思い込みが強めの院長に多く見られる傾向のようです。

もし院長が「あの人は〇〇だから」と決めつけているようなことがあったら、やんわりと「〇〇って誰が決めたんですか？」「〇〇って誰の意見ですか？」と聞いてみて、それが単なる思い込みや決めつけであることを気づかせてあげましょう。

歯科医のトリセツ

43

「妊娠しました。仕事を続けたいと言い出しにくいです」

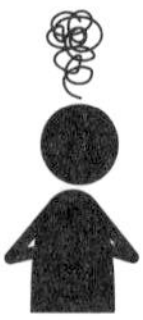

妊娠は恥ずかしいことでも申し訳ないことでもありません

新規開業の場合、オープニングスタッフが若手ばかりというのは珍しいことではありません。歯科医院の成長とともにスタッフも育っていくというパターンです。こうした入社年齢が近い若いスタッフが多い場合、結婚、妊娠、出産、子育てという女性のライフイベントが重なることがあります。おめでたいことですが、このような前例がない場合、どのように対処したらいいのか歯科医院側も悩みます。

少子高齢化に伴う労働人口の減少、世帯収入維持のために女性が働き続けることは今後もっと当たり前のことになっていくでしょう。

歯科医院の慢性的なスタッフ不足を考えると、「前例がないから」という理由で辞めさせるというのは賢いとは思えません。正社員以外の働き方も取り入れているということを歯科医院側から積極的にアピールする必要がある時代です。

開業してからまだ日の浅い歯科医院の場合、自分の妊娠が初めてのケースとなる場合もあるでしょう。前例がないとなかなか言い出しにくいかもしれませんが、妊娠は、恥ずかしいことでも申し訳なさを感じることでもありません。堂々と報告していいのです。むしろ、歯科医院側がスタッフの妊娠・出産などのライフイベントについては考慮し、対応するのが当然。妊娠初期は母子ともに大切な時期です。折を見て院長に報告し、そこで働き続ける意志があるのなら今後について相談しましょう。

もし、妊娠の報告をした時に困った顔をするような院長であれば残念ながら女性のライフイベントを理解していないと言っても過言ではありません。女性を雇用することに伴って起こり得ることに対する意識が甘いと言わざるを得ないでしょう。今後のことを共に考えてもらえないようなら、産後に雇ってくれるところを早めに探しておくのがオススメです。

歯科医のトリセツ

44 「勤務前に聞いていた条件と違います」

就職前に確認・知っておくべきこと

歯科衛生士の資格を取り、期待に胸を膨らませ働き始めたものの、「想像していたのと違う」。こうした悩みを持つ歯科衛生士の話を聞きます。

勤務してから「こんなはずではなかった」と後悔することを避けるために、働く前に大前提として知っておかねばならないことがあります。

それは、診療時間と勤務時間の違い、試用期間があればその間は給料面なども違ってくること、求人票通りの額が手元に入るわけではないことなどです。

初めて社会に出て給与をもらった場合、多くの税金がそこから引かれることを知らずにいると、額面と手取りの差に驚くことになります。このような社会の成り立ち、一般常識は身につけておきましょう。これらを踏まえてなお、事前に確認していたことと実情が違う場合は、臆せず指摘しましょう。

可能なら、就業規定、給与規定など確認できるものは確認しておくのがベター。ただし、これらのものが開業当時の古いままになっている歯科医院には注意してください。最終改訂の時期をチェックし、あまりに古いようであれば別の職場を検討したほうが良いかもしれません。

改訂がなされていないということは、時代の流れに沿っていないということが考えられます。

そして、「医院理念」があるかどうかも重要なチェック事項。院長がどんな考えで歯科医療と向きあい、どんな歯科医院を作っていきたいかが現れているのが「医院理念」だからです。

自分が理想とする勤務先に近いかどうかの参考にしましょう。特に、新卒での勤務先は、この先の歯科衛生士人生に大きく影響します。

歯科医のトリセツ

45

「歯科衛生士の仕事をさせてもらえません」

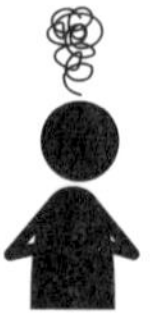

院長が歯科衛生士の業務をさせたくない三つの理由

「歯医者のお姉さん」などと呼ばれることがありますが、歯科衛生士はれっきとした国家資格です。歯科衛生士法第1条には「歯科衛生士は、歯科疾患の予防及び口腔衛生の向上を図る」と記載されています。主な仕事内容は①歯科予防処置、②歯科診療の補助、③歯科保健指導。

しかし、歯科衛生士不足の今なお、歯科衛生士に上記の仕事をさせない院長が存在します。業務内容はスケーリングと歯磨き指導、消毒と掃除、その他雑用のみ。

これには三つの理由が考えられます。

①歯科衛生士のスキル不足。歯科衛生士に限ったことではなく、学生時代に実際に患者さんに触れることなく卒業します（特にコロナ禍では「相互実習」が難しくなっています）。実際の患者さんを診療するにはトレーニングが必要であり、国家資格を持っているというだけでは患者さんに触らせることはできません。スキルはもちろん、言葉使いや立ち居振る舞いも含めた「総合力」がその歯科医院の基準に達しなければ新人デビューとはなりません。

②院長が歯科衛生士を自分（歯科医師）より「下」の存在だと思っており、歯科衛生士に主体的に仕事をされるのが嫌というタイプである場合。

③保健指導（生活習慣病の説明など）はお金にならないのでやらせたくないという場合。歯科衛生士にしてみればそれも大切な仕事であり、真面目なスタッフほど患者のバックボーンも知った上で歯科保健指導をしたいため、じっくり時間をかけたいと考えています。しかし、残念ながらスケーリングのほうが手っ取り早く収入になるのです。

①ならば頑張り次第ですが、②と③の場合は言ってしまえばその歯科医院の方針なので、なかなか変えることは難しいでしょう。

歯科医のトリセツ

46

「指示がコロコロ変わります」

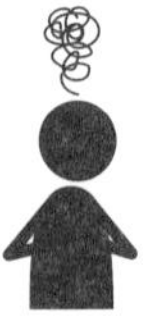

院長の脳内には「経営者」と「歯科医師」二人の小人が住んでいます

一部を除いてほとんどの歯科医院は超零細企業です。零細企業の経営者である院長が何役もこなさなければなりません。そのために頭の中には「経営者」と「歯科医師」という二つの人格が住んでいます。経営者が考えていることと院長が考えていることはもしかしたら真逆ということだってあり得ます。従って、指示がコロコロ変わるということもあるでしょう。

歯科医院を良くするため、スタッフのことを考えて頭の中に何人もの「小人」が住んでいると思ってください。色々な小人が現れるので指示が変わる、そう思って温かく見守ってあげましょう。

仕事中、スタッフは自分で考えて動いていますが、診療中に院長から出される指示に戸惑うことがあると思います。「あれをやって」と言ったかと思えば「やっぱりこっちをやって」などと言う。「いったいどっち!?」とスタッフがイライラする気持ちはよくわかります。

院長は、歯科医師という立場で、浸麻をして、浸麻が効くまでの間に抜歯の消毒をして、などと常に診療効率を考えている一方で、経営者としてもいろいろと考えを巡らせているのです。予約外の患者さんを一切診療しないという完全予約制の歯科医院を除き、予約外で来院した患者さんへの対応などは経営者として考えなければならないこと。「あまり待たせないほうがいい」「新規の患者さんが来てくれた」となると院長とは違う、経営者としての思考回路が動き出すわけです。

コロコロ変わる院長の指示にモヤモヤすることも日常茶飯事でしょう。もし、指示が納得できない、指示の意味が理解できないのであればモヤモヤするばかりではなく、「私は〇〇だと思うのですが、なぜあのような指示を出したのですか?」と聞いてみましょう。そうした質疑応答の積み重ねで、働きやすさが変わってくると思います。

歯科医のトリセツ

47

「院長の考え方が古すぎてついていけません」

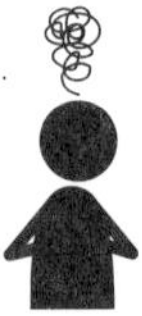

悪意ではなくただの無知です

昭和で時が止まったままのダサい白衣にナースシューズ。

院内ミーティングのための丁寧すぎる資料作り。

何かと「みんなで一緒に」と距離を近づけたがる。

若いスタッフたちは、これらすべてについていけないと感じるようです。

今どきの女性スタッフにとって、白衣やナースシューズは気分をアゲて楽しく働くための超重要アイテム。

しかし、年配の院長は今の時代、おしゃれで実用的なユニフォームが山ほどあることを知りません。白衣ならなんでもいいと思っています。

（コロナ禍でなくなりましたが）上の世代の方々は、みんなで一緒に飲みに行く（飲みにケーションする）ことで距離が縮まる、仲良くなると信じています。世の中は「お酒を飲まない」という方向にシフトしていること、ノンアルコール飲料の市場が右肩上がりであることなど知りません。

また、コロナ禍で皆が理解したはずですが、必要事項の伝達もわざわざ集まらなくてもメールやＬＩＮＥで済むのです。

院内のミーティングなのに、症例検討会のような見栄えのよい、作るのに時間がかかる資料を求められ、診療時間内に作り終わらなければ、自宅に持ち帰って作業しなければいけない。目的に対して手段のコストがかかりすぎる上、おまけに資料を作ったただけで満足してしまっている。「速さ」を求められる現代において、なんとも時代錯誤です。

これらすべて、院長に悪気はありません。ただ、知らないだけなのです。若い皆さんが「今はこんなのがあるんですよ」と新しい風を吹かせてあげてください。

歯科医のトリセツ

48

「院長が自分でスタッフを注意しようとしません」

自己愛の強い院長に振り回されないよう保身を

院長が、なぜか私に「○○さん（別のスタッフ）にこう注意しておいて」と頼んできます。

院長に「△△さんがあなたの仕事を雑だって言ってたよ」と言われたので、直接△△さんに確認すると「そんなことを言った覚えはない」と言われました。

スタッフを混乱させるこの手のトラブルは、ひとえに院長の心の弱さから来るもの。自分が悪者になりたくないので、他のスタッフをダシにして姑息な手を使っているのです。

他にも、自分の口から伝えるものの「君のためを思って」「本当は言いたくなかったんだけど」などと自分の保身のための枕詞をつけて注意するタイプの院長もいるようです。

これらはすべて、「自分が嫌われたくない」「嫌な人だと思われたくない」という自己愛が強めの院長に見られる傾向。また、先に紹介した「おこちゃま系歯科医師」のように腹をくくれていない甘えん坊院長にも見られます。

当たり前のことですが、院長は公平な立場で「人を注意する」とか「人を評価する」など、他人をジャッジするのが仕事のひとつでもあります。そして、そのような立場であれば、何をもって評価・注意するのかという、明確な基準を持つ必要があります。

教育係などに任命されている場合は、あるスタッフが他のスタッフを注意することもありますが、院長が自分自身の保身のために、（自分は関係ないのに）他のスタッフを注意するように言ってきた場合は、「私はその件に関係ないので、院長が直接言ってください」とハッキリ伝えましょう。

関係のない第三者が巻き込まれて、物事がややこしくなるのを回避するために自己保身も時には必要です。

歯科医のトリセツ

49

「気分によって態度が違います」

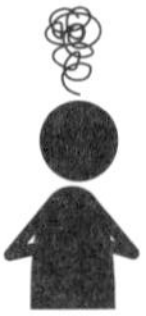

不安定な院長のご機嫌を上手く利用する

朝の院長の気分と様子は、スタッフにとって重大事項でしょう。

院長だって人間だもの、調子がいい時も悪い時もあるのは当然ですが、端から見てわかるくらいイライラしている人の近くには誰だって寄り付きたくないものです。

冷静で感情を外に出さないタイプなら良いですが、機嫌が外から丸わかり。そもそも隠すつもりさえない子供っぽいタイプはやっかいです。「院長、今日は機嫌が良さそう」とか「なんか機嫌悪そう」などと、スタッフが院長の顔色を窺わなければならなくなります。

俺様先生様で生きてきた院長の場合、隠すどころか「俺は今機嫌が悪いぞ」と全身でアピールします。そうして周囲が自分に気を遣うことが当然だと思ってしまっているのです。

自分の機嫌がいい時は必要以上にスタッフに歩み寄ってくるのに、気分が悪いと普段は許していることにまで文句をつけ出す。こうなると常にスタッフは院長の顔色を見て行動しなければならなくなります。

また、自覚はないかもしれませんが、悩んでいたり落ち込んでいたりといった感情をダダ漏れさせるタイプの院長も、院内全体の雰囲気を暗くしてしまいます。

こうしたネガティブな感情を外に向けて発散してしまうタイプの院長の場合は、スタッフ全員で対応を決めておくしかありません。

院長の機嫌が悪い日は必要最低限の接触のみとする。院長の機嫌がいい日は普段より接触回数を多くし、ここぞとばかりに院長へ職場改善のためのお願いをしてみるなど、院長の機嫌を逆手にとって上手く利用するくらいが良いでしょう。

歯科医のトリセツ

50 「『仕事を任せた』と言うのに口出ししてきます」

院長の中ではすでに答えが出ている場合も

「この件は任せるね」と投げてきたくせに「できた?」とか「これはこっちのほうがいいよ」と細かく横から口出しする院長。

任せたというのに口出ししてくるのは信用していないから? 横からの口出し、ハッキリ言ってウザいんですけど……。

そう思ってしまうのは当然です。任せるなら口出しするな、口出しするなら最初から任せるって言わないで! どちらかにして、と思いますよね。

これに関しては、院長はスタッフのことを信用していないというパターンばかりではないと思います。優秀な院長の場合、スタッフに「仕事を任せた」と言うものの、すでに自分の中に答えがあることが多いからです。自分の理想の結論があるので、そこに向かったレールに乗せたい、つまり出来レースになっているのです。

「どっちでもいいよ」と口では言うけれど、内心では「絶対こっち」と思いながらスタッフに振っている。そのため、自分の想定と違うものが上がってくると不機嫌になったり、「なんでこうなったの？」と言い出したりします。「任せた」と言ったにもかかわらずです。

院長の言い分としては、自分がやったほうが早いのはわかっているが、多忙で手が回らなくなることは明らかなため、スタッフに仕事を振るということもあるでしょう。また、すべて自分でやってしまうとスタッフが自発的に考えなくなるということもあります。

院長には、スタッフに仕事を覚えてもらうためのトレーニングをさせる義務もあります。人に仕事を振るというのも経営者には必要な資質なのです。

「任せた」と言われた場合はその言葉を鵜呑みにせず、「何を」「いつまでに」「どこまで」やれば良いのかを確認し、お互いの認識を明確にしておきましょう。

歯科医のトリセツ

51

「院長が何かと怒鳴ります」

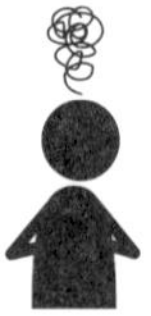

「弱い犬ほどよく吠える」と受け流しましょう

「怒鳴られる」というのは誰にとっても怖いことですが、特に若い人はあまり親や教師にも厳しく怒られたことがない場合が多いため、その恐怖感は甚大なものになります。

院長としての心得のひとつに「自分の感情をコントロールする」ということがあります。院長だって仕事中にイライラすることもあれば、時には怒鳴りたくなることもあるのは仕方のないこと。意思疎通が上手くいかないスタッフに対して苛立ち、無理難題をふっかけてくるモンスターペイシェントも波風立てずあしらわねばならない。

地雷はそこら中に転がっているのです。

特に甘やかされた環境で生きてきた歯科医師の場合、自分の感情をコントロールする訓練をする機会も、対人スキルを磨く機会も少なくなりがちです。「自分の思い通りにならないことがない」という人生を歩んでいると、ちょっとしたことで怒鳴るようになるのは想像に難くありません。

また、幼少期に怒鳴って育てられた人は「人を指導する、教育する」＝「怒鳴ること」と刷り込まれています。

そして、怒鳴るということは、自分に自信がない、自分を大きく見せたいということの裏返し。怒鳴ることによって相手にマウントを取りたい、自分の弱みを見られたくないのでしょう。

ズバリ、「弱い犬ほどよく吠える」のです。

四六時中怒鳴る院長の場合、大声で怒鳴っているだけで、案外その内容は重要ではなかったりもします。やみくもに怯えず、ドンと構えましょう。

どんな人でも永遠に怒鳴り続けるのは無理。「今日もよく吠えているなぁ」と受け流し「怒鳴りスイッチ」が切れるのを待つのです。

歯科医のトリセツ

52

「院長が宗教のようなものにはまったみたいで心配です」

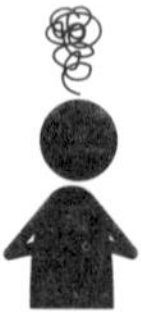

プライドが高く孤独な院長は心の拠り所を求めています

「うちの院長はおかしなものにハマっているのではないか？」

そうした不安を感じるスタッフもいるかもしれません。

何かにつけ「心の持ち方」とか「潜在意識」とか「引き寄せ」などと言ってくる。歯科医師としての勉強よりもスピリチュアルなことばかり勉強している。以前は横柄で高飛車だったのに元気がなく、あまりの変化に戸惑っている……。

院長のそういった態度がスタッフに不安を抱かせるという状況は、同じ歯科医師・経営者サイドの人間として十分想像できます。

人は悩み、苦しんだ時に心の拠り所を求めるもの。プライドが高い院長は自分の弱みを他人に見せたくないので孤独で、何かにすがりたくなることがあるのです。

歯科医師としてのスキルだけでなく、経営者には心の勉強も必要ですが、院内に怪しい壺やパワーストーンが飾られたらそれはちょっと危ないですね。

もし、院長が心を病んで診療ができなくなったら自分たちの職場がなくなります。歯科衛生士は売り手市場なので求人は山ほどあるでしょうが、新しい職場で一から人間関係を築くのは面倒なもの。それに、新しい職場が今の職場より良いとは限りません。

今の職場、今の院長にそれほど不満を感じていないなら、チームワークを強固にし、弱った院長に思いやりの心を持って接してあげてください。日々の診療に支障が出ないようにすることが自分の職場を守ることに繋がります。

院長が心を病んで歯科医院がなくなった、という事態を避けるためにも、院長の心が病み出していることに気がついたら、優しくしてあげましょう。そして自分の勤務態度が院長を追い詰めていないか、少しだけ見直してみてください。

コラム② 歯科医師的ドラマ鑑賞術

2020年1月にオンエアされたドＳドクターと彼に好意を抱く新人ナースのラブストーリーに、アラフィフ女性歯科医師は胸キュンしまくりでした。普段、リアルタイムでTVを見ることはほとんどありませんが、火曜日の夜はリアルタイムでTV鑑賞した後に、スマホの無料アプリでもう一度ドラマを鑑賞するほどはまっていました。ドＳドクターが甘い言葉をささやく時にナイスすぎるタイミングで流れる曲はOfficial髭男dismの「I LOVE…」。透き通ったハイトーンボイスの藤原（ふじわらではなく、ふじはらです）聡さんの歌声に、一週間で起きた辛いことも苦しいことも忘れてしまうほど癒されました。

主演俳優はコメディーからシリアスまで自在に演じる実力派。イケメン俳優の登竜門と言われる仮面ライダーシリーズの出身です。仮面ライダーの頃はまだ10代で歯並びがガタついていましたが、今では歯並びはもちろん、どこから見ても非の打ち所がない若手実力派俳優に成長しました。

メディアに出ているタレントさんを見ると、真っ先に「口元チェック」をしてしまうのはあきらかに職業病です。前歯が気になるタレントさんの治療後は、どんな方法で治療をしたかを想像しています。

細身で長身、端正な顔立ちの好みのイケメン俳優を見るとさらに歯科医師的妄想を抱いてしまいます。もし私がこのイケメンの治療を担当することになったら予約の日は美容院に行ってセットして、ばっちりメイクをしてから出勤したほうがいいわよねー、と絶対にありえないシチュエーションを想像してニヤニヤしています。

もし仮に、万が一（絶対にありえないことですが）、歯並びは悪いけれど、超好みの若手俳優に「好きだ。お前が好きだ」と言われたら歯並びのことなんて気にしないでしょう。しかし、肝心なところで職業病を発症してしまい、目を見つめる前に、口元チェックをしてしまう私は悲しいかなアラフィフおばちゃん歯科医師です。

3章

患者さん＆ビジネスパートナーのための歯科医院ガイド

歯科医師とより良い関係を築くために

我が家の子供たちが小さい頃、ママ友たちに「優子さんは旦那さんの歯医者さんを手伝っているんでしょ」と言われていました。

確かに夫の歯科医院を手伝っていることに間違いありませんが、裏方でサポートしていると思われていたようです。まさか私が歯科医師で、大澤歯科医院の「影の院長（笑）」と呼ばれていることなど知る由もありません。

子供たちが成長するにつれ、私の正体を知ったママ友たちはここぞとばかりに、歯科に対して日頃疑問に思っていること、通院中の歯科医院で受けている治療への不満、このまま通い続けてもいいのかという不安を止めどなくしゃべり続けました（実際に診療したわけではないので、あやふやなことや無責任なことを言う訳にはいかず言葉を濁しましたが……）。

その時に、私はいかに患者さんたちが内容を理解しないまま治療を受け、不安や不満を抱いているのかということを身にしみて感じました。

私たち歯科医師は、歯科治療を通して患者さんに幸せになってほしいと願っています。そのためには、「歯科医師におまかせ」ではなく、患者さん自身にも自分の歯や口の健康について考えてもらわなければなりません。あくまでも歯科医師は治療のお手伝いをし、健康に寄り添うパートナーなのです。

また、患者さんに幸せになってもらうためには、歯科医師は普段の診療を支えてくれるスタッフはもちろん、それ以外にも歯科ディーラーさんや技工士さん、税理士さんやコンサルタントさんなどと良好な関係を築くことも重要です。

しかし、これらの職種の方との接点は案外少ないので、「良好な関係を築いている」とは言えないこともしばしばです。

3章では、前半は患者さんにぜひ知っておいてほしいこと、後半はビジネスパートナーの方々に向けて、より良い関係を築くために必要なことを書きました。

将来、歴史の教科書に載ってもおかしくない激動の時代を生き抜いている私たち。日本中の人々が笑顔で過ごせるその日のために、私たち歯科医師を支えてくれている多くの人たちと協力して、歯科の重要性を訴え続けようと思っています。

歯科医のトリセツ

53

百人いれば百通りの「良い歯医者さん」がある

患者編

「良い歯医者さん」の三つの条件

「良い歯医者さんはどうやって見分ければいいのですか？」

時々、こうした質問を受けることがありますが、これは難易度の高い質問です。

そもそも、その人の言う「良い」が何を指すのかがわからないからです。例えば、時間・金額がかかってもしっかり治療してほしいのか、とりあえず痛みを抑えて安く終わらせてもらいたいのか。虫歯の治療だけが目的なのか、はたまた矯正やインプラントといった専門的な治療も視野に入れているのか。

これは歯科に限らず言えることですが、良い医療機関を探しているのならば「自分の健康について自分で考える」ところから始めましょう。自分が重要視している基準がハッキリしてこそ、あなたにとっての「良い歯科医院」を絞り込めるのですから。「自分が重要視する基準」が明確になれば、それぞれの歯科医院が掲げている治療方針から絞り込むことができます。例えば「痛みのない治療」や「できるだけ抜かない治療」など。

私が思う良い歯医者の基本姿勢は以下の三点です。

①今の状態をハッキリ説明する
②それに対しての治療方法を説明する
③治療をしなかった場合、将来起こるであろう可能性を説明する

歯科医師、そして経営者の立場から言うと、全力で説明するのは至難の業です。なぜなら、保険診療でこうした説明にだけ時間を使っていては、収入にならないからです。極端な話、初診の患者さんに対してじっくり時間をとって上記の説明をして、治療は次回となった場合、請求できるのは初診料だけとなり、経営面では割に合わないこともあるからです。

こうしたジレンマを抱えている歯科医師は少なくないと思います。

「新しい機械のある歯医者さんのほうがいいのですか?」ということも聞かれますが、当然、設備投資をしている医院はそれだけ資金もあり、経営が上手くいっているということは言えるでしょう。

新しい機器は古いものより優秀ですので、ある程度最新のものを揃えているという点は歯科医院選びの参考になります。

ただ、コンサルタントから聞いて驚いたことのひとつに、「最新機器を導入しても稼働していない場合がある」ということがあります。高いお金を出して購入したのに、スタッフ不足などで操作できる人がおらず、負債だけ抱えている——そんな最悪の状態の歯科医院も世の中にはあるようですが、これは外からはわかりません。

そして、昨今よく目にする「口コミサイト」。これはアテになるのでしょうか?

ハッキリ言うと、業者にお金さえ払えば良い点数をつけてくれるというサイトもゴロゴロあります。明らかに「やらせ」とわかる口コミの場合、フォーマットが決まっているように思います。

「先月行きました。先生とスタッフの対応が良かったです!」「皆さんとても感じがよく丁寧でした」というように、治療の具体性に乏しいものは怪しいです。

逆に、具体的な治療内容が書いてあるのは信頼できると思います。

「会議の前に前歯が取れてしまい、急に飛び込んだのに丁寧に対応してもらった」とか「長年口臭で悩んでいましたが、自分の口臭の原因がわかりました」など。

良い口コミばかりでなく、「ひどい目にあいました」系のヤラセ書き込みもあります。同業者がライバルを潰すために書いていることがあるのです。同じビルに複数歯科医院が入っていると足を引っ張り合う、というような噂話もありますし、患者の一人が歯科医師を逆恨みして書き込んでいるなどということもあります。

口コミを鵜呑みにするのは危険なので、参考までにとどめておくのが賢明です。そして、口コミが良い＝他の人にとって良い歯科医院であっても、それが必ずしもあなたにとって良い歯科医院とは限らないということも念頭に置いておきましょう。

「優しくて良い歯医者さん」と言われている歯科医院が、同業者の間では「あの人にだけは診てほしくない」と言われていることも（笑）。

患者さんが歯科医師の技術を見分けることは難しいので、自分の求めるものを明確にした上で、「理想の恋人／結婚相手」と同じように、自分が思うベストな歯科医院を探し当てるしかないのです。

歯科医のトリセツ

54

「偏差値が高い大学出身者＝良い歯医者さん」ではない

患者編

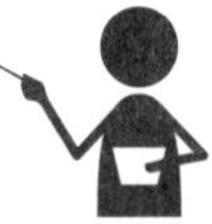

歯科医師は全員、歯科医師国家試験に合格しています

現在、一部を除いて、歯科大や歯学部の偏差値は年々低下の傾向が続いています。一方で入学してからの進級が非常に難しくなっている上、6年間で卒業して、一発で歯科医師国家試験に合格する人の割合も年々減少しています。

また、国家試験合格率が低いと国からの補助金に関わってくることから、基準を満たさない学生にはそもそも国家試験を受けられないように卒業試験のハードルをかなり高くしている大学もあります。入口を広げた分、出口が狭くなっているのです。

一般の人からすると、「偏差値の高い大学を出ている＝良い先生」という印象を持つことと思います。確かに、大学によっては偏差値に大変な差がついているところもあります。明らかに偏差値が低い大学出身の歯科医師だと思うと、不安になってしまうのは仕方がないこと。

しかし、歯科医師になっている以上、全員が「歯科医師国家試験」に合格しているのです。歯科大・歯学部の入学時の偏差値が下がったとしても、歯科医師になるための最後の砦である「歯科医師国家試験」の難易度が下がるわけではありません。

つまり、歯科医師国家試験に合格しているという点でスタートラインは皆同じ。腕の良い歯科医師、患者さんに寄り添える歯科医師になれるかは本人の努力次第です。

難関大学を卒業したことにあぐらをかいて努力をしない歯科医師もいれば、偏差値の低い大学を卒業したことにコンプレックスを感じ、その分人より勉強しなければと奮起して努力している歯科医師もいます。

出身大学の偏差値と歯科医療のスキルや人当たりは相関関係にはありません。偏差値は「数字」という誰からもわかりやすい指標ですが、残念ながら「良い歯医者さん」の指標にはならないのです。

歯科医のトリセツ

55

「混んでいるから腕が良い」わけではない

患者編

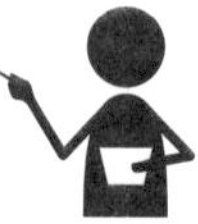

やばい歯科医院を見抜く三つのチェックポイント

良い歯科医院を見分けるのは複雑な要因が絡み合って難しいのですが、なるべく避けたほうがいい要注意な歯科医院を見分ける方法はいくつかあります。

①ウェブサイトが死んでいる

まず、ネットで歯科医院の名前を検索してみてください（そもそもウェブサイト自体がない場合は除きます）。ウェブサイトやブログ、ＳＮＳなどが定期的に更新されていますか？　これらが更新されず死んだ状態（古いままで止まっている）のところは、要注意な歯科医院と認定していいと思います。経営やスタッフマネジメント等が上手くいっておらず治療にも余裕がないことが考えられます（もし、更新できないのならば、削除するべきですが、それさえする余裕がない）。

②ゴミ箱がいっぱい／時計が合っていない

こうした歯科医院は治療もルーズであることが多いと言えます。きちんと治療してくれる歯科医院がこのような状態を放置している、あるいは細部にまで気が回らないということは考えにくいのです。

③予約制なのに長時間待たされる

待ち時間が長いと、「腕が良いので人がたくさん来て混んでいるのだ」ととらえがちですが、歯科医院の場合はあてはまりません。なぜなら、ほとんどの歯科医院が「予約制」を採用しているからです。単に、院内のシステムが上手くいっていないため、予約通りに患者を診療できていない、あるいは、治療に必要な時間の予測が間違っているため、キャパ以上の患者を受け入れているなどです（急患対応やスタッフの急病などで予約がズレることはあります）。

どちらにしても、そうした状態の歯科医師が丁寧に患者を診ることは困難ですので、勧められる歯科医院ではないと思っています。

歯科医のトリセツ

56 「先生におまかせします」は危険です

患者編

歯の治療を考えることは人生を考えること

治療相談の際、「先生におまかせします」と言われることがあります。この時、私は必ず「どうしたいんですか」と訊ね返し、患者さんの意思を明確にするよう心がけています。私はこの「先生におまかせスタイル」は、良い治療のためには最も避けたいことのうちのひとつです。

満足度の高い治療のために必要なのは、まず、「どこまでどうしたいか」を患者さん自身で考えてもらい、それをもとにして治療方法（治療費や治療期間も含めて）を導き出していくことが重要だと考えています。

なぜなら、治療スタンスは歯科医師ごとに多種多様。極端な例ですが、「最良の治療のために保険治療は行わない」という方針の歯科医師に「おまかせ」すれば、想像以上に高額な治療費を提示されるかもしれません。また、「短期での治療」をモットーとする歯科医師に「おまかせ」すれば、長期通院になってもしっかり治療したいという希望があったのに、簡易的な一度の治療で済まされるということも考えられます。

食べること・話すことが人生に欠かせない以上、歯は、人生の幸福度を左右する大切な体の一部。つまり、歯の治療について考えることは人生を考えることなのです。

離婚して、審美歯科に通い始めたという女性がいます。美しい歯で新しい自分に生まれ変わり、人生のリスタートを切りたいという決意の現れでしょう。彼女の場合は見た目を変えることを目的とし、審美歯科という選択をしました。

一般的な虫歯の治療だとしても、「今は子育てにお金がかかって余裕がないから保険治療でもいい」のか、「人前に立つ仕事だから美しく仕上げることを優先して保険外の治療を希望する」のか。そうした「治療の最終目的」は、自分でしっかり考え、話していただかないと歯科医師にはわかりようがないのです。歯科治療に関しての「おまかせ」は自分の人生をあまり考えていない人、と言わざるを得ないでしょう。

歯科医のトリセツ

57

患者編

先生様ではありません

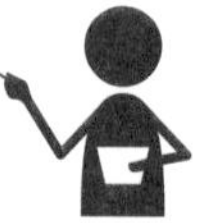

歯科医師と患者さんは対等な関係です

歯科医師は、「先生」と呼ばれ、敬われがちな職業です。そのためか、「先生、先生」と必要以上にへりくだり、〝下手に出ると対応を良くしてくれると勘違いしているのかな？〟と勘ぐってしまうような患者さんに出会ったことがあります。残念ながら治療費の割引はできませんし、ちやほやおだててくれたからといって治療のグレードを上げるということもありません。

時折、治療後に改めて私たちにお礼を伝えるためだけに待ってくださっている高齢の患者さんがいます。ありがたいことですが、当たり前に仕事をしているだけなのでそこまでしていただくと恐縮してしまいます。

一方で、いきなり上から目線で「治せ」というスタンスの人もいます。「あんたのお父さんを知っているぞ」という治療にはまったく関係ないマウント（？）を取って威張っている謎の患者さんや、自分の要望が通らないと「歯科医師会に訴えてやる」という困った高齢の患者さんもいました（コラム158ページ参照）。患者である自分のほうが歯科医師よりも立場が上だと思っているのでしょう。

しかし、歯科医師と患者は、歯科治療を通して、治療する側と治療される側であるというだけの、フラットな関係です。大澤歯科医院の医院理念に「皆さんのお口の中の安心・安全・快適を共に目指しています」というのがありますが、「共に」という文言を入れているのはそうした考えからです。

歯科医師に対して患者さんが威張るのはもちろんおかしな話ですが、へりくだって媚びへつらう必要はありません。歯科医師が言ったことをなんでも鵜呑みにして従わなければいけないわけでもありません。治療に関して疑問や不満に思うことがあれば解決するべきで、場合によってはセカンドオピニオンを求めることもためらう必要はないのです。

歯科医のトリセツ

58

セカンドオピニオンは正当な権利

患者編

歯科治療の選択肢を広げるために必要なこと

歯科医院に通うなかで、治療方法に関して疑問を抱いたり、不満に感じたりすることもあるかと思います。その場合は、疑問・不安を解消してから治療を始めるというのが満足できる治療のために必要なことです。

医療にリスクはつきものなので、どうしても不安は生まれます。特に高額医療の際に何かしら引っかかる点があれば、後悔することのないように手を尽くしましょう。

私も、歯科医師として私では対応できない症例の場合には、患者さんにこちらからセカンドオピニオンを促すことがあります。それがお互いのためです。

歯科医師によっては患者さんがセカンドオピニオンを受けたいというと気を悪くする先生もいるようですが、そこで怯む必要はありません。セカンドオピニオンを求めるのは、患者の正当な権利です。

今はほとんどの人がインターネットで情報を集めます。ウェブに上がっている膨大な歯科関連記事の中には、「これが無料でいいの？」という素晴らしい情報もあれば、間違っている情報もあります。どこまで行ってもウェブ上の情報は玉石混交。やはり本当に信頼できる情報が欲しいのならきちんと受診してプロの意見を聞くことをお勧めします。

長い間歯科医師として診療していると、にわかに信じられないような治療に出会うことがあります。もちろん治療前の状態はわかりませんし、治療した先生がどんな考えでそのような治療をしたのか直接お聞きしたわけではないので、後出しジャンケンのようになってしまうのですが、贔屓目に見てもこれは治療方法がおかしいのでは……と思ってしまうケースです。

「歯並びを治したほうがいいのに」と思っていたら矯正治療はすでに前医のところで終了していると言われたり、「被せものが取れたのでもう一度くっつけてほしい」と来院された方を診療してみるも、どう考えても、もう一度くっつけることは無理なので「新しく作り直したほうがいい」と説明すると、前医のところで被せたばかりだった、などということがたまにあります。

転院する際は、一度治療したドクターに相談してきちんと結論を聞いてからのほうがいいと思います。なぜなら、転院先のドクターがまず知りたいのは前医がどのような考えで治療をしたのかという点だからです。患者さんから前医とのやり取りを聞くことによって、「このような結果になっても仕方がない」、あるいは「これはちょっとおかしい」となるのか、判断の参考にしたいのです。

医師の職業倫理指針には、不用意な他の医師への批判は、医師としての品性を貶めたり患者さんへ不安を与えたりすることになるので慎むべきである、とあります。

しかし、中には「前の先生はダメ」「絶対に自分のところで治療するべき」と前医を徹底的に批判するドクターも存在するようです。こうした強い言葉に患者さんは惑わされがちですが、「絶対」などという言葉を使う歯科医師もまた信用できるとは言い難いもの。その場合はセカンドといわずサードオピニオンまで考えてみてもよいでしょう。厳しい言い方になりますが、自分の歯、ひいては自分の健康を守れるのは自分だけです。

また、選択肢ということでお話しすると、歯科の特徴のひとつに「自費治療」「保険外治療」「私費治療」などと呼ばれる、「保険が使えない治療」というのが存在します。ほとんどの歯科医師は「保険医」といって、保険証を使って治療ごとに決められた保険点数をつけて治療費を請求しますが、保険外の場合、治療費は歯科医師が独自に決められるので、各医院によって値段がまちまちです。

これがあることで「歯科治療は高い」と嫌われがちですが、保険治療でできることには限界があるので「保険がきかない治療は高いからやらない」と決めつけるのはもったいない話です。保険治療ではカバーできない治療を可能にできることもあります。もしかするとそれはあなたの今後の人生のＱＯＬを上げてくれる治療であるかもしれないのです。高いからと頭ごなしに拒絶せず、話を聞いて歯科に対する知識を深めることは必要。これは歯科治療に限ったことではないかもしれませんが、「価格ではなく価値」で物事を判断するようにしたほうが良い結果になることも多いのです。

ただし、強引に自費治療を押し付けるような歯科医院では、売上のノルマをスタッフに課している場合もあるので、その点は注意が必要です。

歯科医のトリセツ

59

歯科医師の集中力は患者次第

患者編

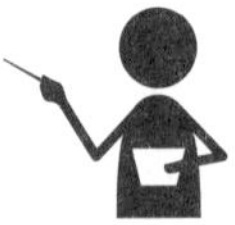

顔周りの装飾品は歯科医師の隠れた難敵

歯科医師が患者によって態度を変えるなんて言語道断ですが、歯科医師のやる気を失わせたり気を散らさせたりする患者さんがいるというのも本当のところです。

いわゆるモンスターペイシェントは言わずもがなですが、ご自身で診断をしてくる患者さんにも困ることがあります。以前、「歯がしみるから虫歯」とご自分で診断されてまったく話を聞かない患者さんがおり、治療以前の段階で苦労しました。「歯がしみる」という症状には虫歯以外にも歯周病や知覚過敏などいくつもの原因が考えられるのですが、「虫歯に決まっている」と検査もままなりませんでした。患者さん側にも話を聞く姿勢がなければ満足行く治療はできません。また、よくあるのが「長期間、口の中の不調を放置していたのに病気に対する認識が甘い」患者さん。相当に病状が進んでいて、「予想される治療期間を説明すると、「そんなにかかるんですか」と不満げ。もっと早く来ていればお互い楽だったんですよ……と言いたくなります。

症状とは別の原因で気が散るのは、ヘアスタイル・メイク・アクセサリー類です。ギトギトの口紅は治療中、唇からはみ出てしまいますし、お団子ヘアーは頭の位置が安定しません。かといって、まとめていない長い髪はユニットが横になった際にたれ下がり、ヘッドレストの位置を変えようと思った時にひっかけてひっぱってしまうことがあります（私は右利きなので左の耳の下あたりにまとめてくれると嬉しい）。

そしてアクセサリー。顔にタオルをかけた際にひっかかるので、巨大なピアスやイヤリング、長いまつエクには気を遣います。ホールをあけたばかりで「舌ピアス」を外せないという患者さんの治療をした際は、舌が動くたびに目で追ってしまいました。「治療に集中しろ！」と言われればそれまでですが、歯科医師も人間。気になるものは気になります。患者さんには、こちらの話をフラットに聞く姿勢プラス、顔周りはなるべくスッキリとシンプルにして来院いただけると大変助かります。

歯科医のトリセツ

60

まずは訪問先のデータ収集を

ビジネスパートナー編

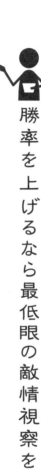

勝率を上げるなら最低限の敵情視察を

歯科医院には院内で使う機材や材料などの販売をする出入りの歯科ディーラーさんとお付き合いがありますが、彼らの営業方法がどうにもトンチンカンだなと思うことが時々あります。担当している歯科医院の情報をまったく調べていないのです。大澤歯科医院ではインプラント治療を扱っていないのに、インプラント講習会のパンフレットを持ってくるようなことは日常茶飯事。

歯科医院は細分化しています。クラウンブリッジを得意としている先生だったらセメントやバイト材、義歯に力を入れている先生だったら印象材といったようにニーズに合わせた製品紹介をしなければ、何のための営業マンなのかなと思ってしまいます。また、歯科医院のユニットは7年で減価償却が切れ、その後は手入れしながら使うのが一般的で、10年過ぎると故障しがちです。

ユニットの買い替えのセールスに関しても「そろそろ古くなってきた」と大雑把で、「○○年に買って、今年で○年目になる」と具体的な数字で話す人がいません。具体的な数字があるだけで歯科医師も話を聞くモチベーションが違うと思うのですが、ほとんどの営業マンは漫然と決められたパンフレットを配り、大雑把な製品の売り込みをするだけです。

材料や器材などは、こうしたディーラー経由で買うよりも、今はネットのほうが安く買えますが、昔からのやり方を変えない高齢の歯科医師などは、コスト感覚もないままディーラーから買っています。歯科ディーラーは、競合が多いわけでもなく、しのぎを削らなくてもやっていける商売なのでしょう。

しかし、ビジネスパートナーとしてお互いにもう少し有意義な関係が築けるよう、せめて歯科医師の年齢、出身大学、所属団体、得意な治療、家族構成、趣味くらいは把握しておいてもらえたらなと願ってやみません。

歯科医のトリセツ

61

名乗りと挨拶のマナーにご注意を

ビジネスパートナー編

相手のことを想像した営業をお願いします

歯科医院に出入りするディーラーさんは、忙しいなか歯科医師に話しかけるとどやされるため、パンフレットだけ置いていく場合があります。

ですが、これがクセモノ。欲しいものがパンフレットに載っていたとしても、どこに連絡すればいいかがわからない。そう、会社名が書いていないのでどこの誰が置いていったのかがわからないのです。出入りの歯科ディーラーは1社だけではありませんから。営業マンにとって、こんな機会損失があるでしょうか。何を営業したいのか理解不能です。

そこで、「せめて会社名を書いて」と伝えたら、水を弾く紙なのに水性ペンで名前を書く営業マンがいました。紆余曲折あり、今は付箋に社名と担当者名のハンコを押して貼ってもらうようにしています。加えて、院長あてなのか私（副院長）あてなのかも書いてほしいと伝えています。手紙でも宅配物でも、誰から誰にあてたものなのかをハッキリしておくのは、ルールと呼ぶことさえおこがましい当たり前のことです。

また、ディーラーさんで困るのが大声で挨拶をする人です。「元気にハキハキ挨拶をする」とどこかで教わっているのかもしれませんが、診察中に「おはようございます！」と大声で来られると「うるさい！」となります。高齢の耳の遠い患者さんに一生懸命説明している時だったりするとなおさらです。

今はそれに加えてコロナ禍。子供たちは、大きな声で挨拶はしないようにと学校で教わっている時代です。コロナが収まったとしても、飛沫感染への意識は高いままでしょう。

時代は刻々と変わっているという認識を持つことは、どの業界のどの職種であっても変わらず大切なことなのではないでしょうか。

歯科医のトリセツ

62

ビジネスパートナー編

「安い」以上の何かを持ってきてほしい

金額では大手のネット通販には敵わない

何かにつけ「安いですよ」と言う営業マンがいます。しかし、今や「安くする」だけを売りにしてもインターネットの通販には敵わない時代。どうしてもネットで買うより高くなるのは、他でもない人件費がかかっているからです。

大手歯科材料店の通販の品ぞろえや新製品情報に小規模な歯科材料店は勝てませんが、安さだけを売りにする営業マンに限って他の通販の値段を調べては来ません。

値段で勝負できないとなると、営業マン個人の魅力で売るしかないのです。もし営業をかけてくるなら、今、他はこれくらいの値段ですがうちなら在庫を切らした場合にすぐ持ってくることができます、といったようなプラスαの何かを提案してもらえないとなかなか契約には至りません。

言葉に具体性がない営業マンからも買う気になりません。例えば、こちらの質問やお願いをしたことがメーカーや本社に確認しなければならない場合。「後で」「すぐ」と答える営業マンには、「後っていつ？　すぐっていつ？」と突っ込みたくなります。抽象的な答えではなく、具体的な数字が欲しいのです。「すぐ」と言われたので翌日かと思って待っていると音沙汰がない。そうすると、自分の言葉が通じているのか、動いてくれているのかがわからず不安になります。歯科業界は狭いので、競争がゆるく、そんなに頑張らなくてもなんとかなるという前提で働いているのでしょうが……。

歯科医師には金額にこだわる人もいれば、新製品に目がない人もいます。私と院長は二人とも個性心理學ではチータのため（170ページ参照）、先ほどの具体的な数字が欲しいという話と矛盾するようですが、「これ凄いですよ！」と言われると買ってしまいがち。モノの説明に関しては、「○割引」といった金額や細かいスペックよりも、ざっくりした抽象的な褒め言葉のほうが効きます。購買意欲をそそるフックは人それぞれなのです。

歯科医のトリセツ

63

急な「ちょっとお時間いいですか」はNG

ビジネスパートナー編

営業に来てはいけない日、話しかけてはいけない日

歯科医院はほぼすべて予約制であり、歯科医師は悲しいかな、すべからく時間不自由人です。白衣を着て仕事に入るとまったく時間が自由になりません。診療が押したり予約外の患者さんが来たりと、昼休みもあってないようなもの。

診療が一段落しても、山ほどある雑務に追われ、朝から晩まで非人間的なハードな生活をしています。

そんな状態で「ちょっとお時間いいですか?」と営業マンに言われたところで「いい」わけがない！　ただ鬱陶しいだけです。

歯科医師は診療だけしているわけではなく、超零細企業の経営者でもあるため、やることが山ほどあります。それなのに、ディーラーさんは私たちを歯科医師としてしか見ていません。少し待てば時間の余裕ができると思っているのかもしれませんが、そうはいかないのです。大きい企業なら秘書や事務方がいますが、個人経営の歯科医院にそうした人がいるわけもなく、院長が自分一人でやらなければいけません。

また、歯科医院には、絶対営業に来てはいけない日、歯科医師に話しかけてはいけない日というものがあります。

それは月曜日と長期休み明け。このタイミングは、急な予約外の患者が多く「2、3時間待ちますよ」と言っても待つお年寄りの患者さんもいます。とてもではないですが他のことを考えている余裕はありません。営業マンに急に来られたところでブチ切れます。

お願いしたいのは、とにかくアポを取ってほしいということ。

それが営業マンとしての信頼にもつながると思います。値段だのアフターフォローだのと言っても、やはり最後は人柄です。

歯科医のトリセツ

64

経営のド素人という前提で接してほしい

ビジネスパートナー編

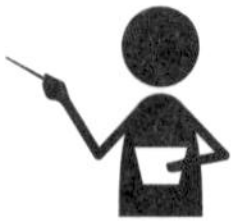

専門知識はまるでないので優しくしてください

目先の売り上げだけにとらわれている歯科医師が多いと感じます。なぜお金が残らないのか、経費、人件費はどれくらいが適正なのかといったことをトータルで考えられず、とにかく売り上げ重視。

経営コンサルタントをお願いしている歯科医院もあると思いますが、コンサルタントの方々にまず念頭に置いてほしいのは、歯科医師は「経営のド素人」だということ。経営者であることは間違いありませんが、歯科医師の一部は経営の専門用語や数字の話がわからずちんぷんかんぷん。恐らく「レセプト枚数」「新規患者数」くらいしかわかっていません（笑）。

損益計算書も読めず損益分岐点もわからないまま開業したような強者たちなので、経営者なら当たり前に知っていることも知らないのです。

そのため、歯科医院のコンサルを担当する方はまず院長の経営の知識がどの程度かというのをジャブで様子見しつつ、アプローチしたほうがいいと思います。さもないと、細かい資料を作ったところでよく理解できず無駄になる可能性が高いです。

足し算引き算のレベルで、去年と比べてどうなったか、なぜ減ったか、増えたか。そうしたことを端的に噛み砕いて説明するくらいでよいのではないかと思います。

私の場合は、経営が上手くいかない地獄の時代があったため、数字に敏感にならざるを得ませんでした。

今でも税理士さんには、今年度は何が増えて何が減ったのか、来年度は何をするべきかを決算報告書に数色の蛍光ペンで線を引いてもらい、説明するようにお願いしています。

歯科医のトリセツ

65

うわべのフレンドリーで信頼関係は築けない

ビジネスパートナー編

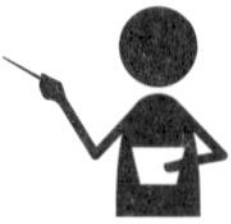

心の距離を縮めるのは仲良しごっこよりも誠実さ

「信頼関係を築く」とはどういうことでしょうか。

歯科医師は、経営者という一面があるため、出入りの業者など、他者から機嫌を取られるほうの立場にあります。

営業の人たちが歯科医師と距離を近づけようとしているのはよくわかるのですが、親しくなるどころか、ただ媚びへつらっているだけで話を聞く気になれない、礼節をわきまえず馴れ馴れしいとしか思えない、特に嬉しくもないポイントを過剰にほめられて困惑する……こうしたことが多いと、親しさとはなんだろうと考えさせられます。

「先生のブログ読みました〜！」などと聞きもしないのにハイテンションで言ってくる人に、ちょっと感想を尋ねると無言になった時には苦笑してしまいました。「さすが」「知らなかった」「すごい」「センスいい」「そうなんですか」という、男性を喜ばせる「さしすせそ」なるものがあるようですが、これに近いスタンスを感じてしまいます。

表面だけの褒め言葉はいかに歯科医師が世間知らずでもバレます。言葉に重みがなく、むしろ距離は遠ざかっています。回数や時間、言葉数の問題ではありません。大事なのは中身であり、ノリだけではごまかせません。たとえＺＯＯＭでも、相手の誠意が伝わる時は伝わります。

おだてるよりも、こちらが何を求めているのかを考え、誠実に向き合ってくれるだけでいいのに……と思います。

仕事で仕方なく営業に来ているというのはわかります。しかし、仕事上の付き合いだからこそ、担当が変わった後も思い出すような深い信頼関係を築かなければお互い時間の無駄になってしまうのではないでしょうか。

コラム③ 「本当に気の強い女だわね」

その高齢の女性の患者さんはバッグから6～7個ほどの下顎用の入れ歯を取り出し「今までいろいろなところで入れ歯を作ったけど、どの入れ歯も痛くて使えない。入れ歯のバネは1個だけで内側の金属は薄くて狭いものにして、とにかく小さくて痛くない入れ歯を保険で作って」とユニットに座るなり、いきなり話し始めました（専門的な話になりますが、上顎は天然歯。下顎は左右ともに4567欠損。顎骨の吸収は著しく下顎残存歯は中程度から高度の歯槽骨吸収あり。クラスプは左右下顎3番に両翼鈎だけつけて、リンガルバーも狭く薄くして、義歯床も小さくしろ、という要望でした）。

持参した入れ歯と口腔内を見比べた結果、高齢女性が希望する入れ歯を作ることはどう考えても無理。持参した多くの入れ歯がそのことを物語っています。

「私が作ったとしても前の先生方が作った入れ歯と似たような形になります。せめて入れ歯のバネの数を多くするか、入れ歯の面積を広くしてみてはいかがですか」と提案しても「嫌だ。私の言ったとおりに作りなさい」とのこと。来院する度にこんな会話を4、5回ほど繰り返しましたが話は進展せず。「ご家族の方に来てもらって一緒に説明を聞いてもらったほうがいいですかね？」と提案した日、その患者さんのご主人からしつこく病院に電話がかかってきました。

電話に出るといきなり「お前はうちのやつがバカだと思っているのか。俺は今までに何人もの歯医者を訴えてきたんだ。お前も訴えてやる」と大声で叫びガチャンと電話を切られ、何が起こったのかわからず呆然としました。数日後、何事もなかったように高齢女性は受診し、また同じ会話を繰り返しました。そして「何回言っても私の言うことを聞かないなんて、本当に気の強い女だわね」と捨て台詞を吐き、立ち去っていきました。気が強いのは事実ですが（笑）、歯科医療には限界があります。何と言われても無理なものは無理なんです。

4章

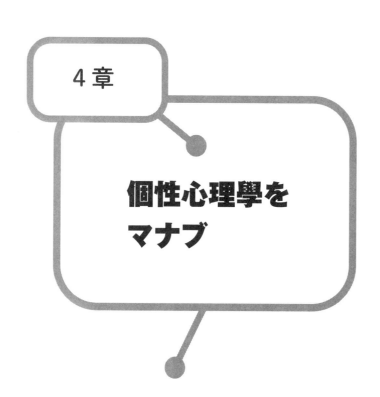

個性心理學をマナブ

個性の違いを「アキラメル」ことでより良い人間関係に

皆さんは1日24時間のうち、どれくらいの時間を診療室で過ごしていますか？睡眠時間と家で過ごす時間以外は職場で過ごしているはずです。人生のほとんどの時間を職場で過ごしていると言っても過言ではないでしょう。では、職場ではどんな気分で仕事をしていますか？

給料のため、査定アップのため、苦手な院長の顔色を窺って過ごしている、あるいはお局様である先輩スタッフに目をつけられないように気を遣って過ごしている、などということはありませんよね。もし、そのような気持ちで過ごしているのならば、人生の時間を無駄にしていると言ってもいいかもしれません。

人が各々持っている長所や短所、性格や性質、考え方、価値観、行動パターンなどの「自分らしさ」を「個性」と言います。自分と似たような個性を持っている人のことは理解しやすいのですが、自分とはまったく違う個性を持っている人のことを理解するのはとても難しく、人間関係のトラブルの多くは個性の違いからきています。

1997年に個性心理學研究所所長の弦本將裕先生が人間の個性を12匹の動物にあてはめ、さらに60分類キャラクターに細分化した個性心理學®では「アキラメル」ことを提唱しています。個性の違いを「アキラメル」（明らかに認めて受け入れる）ことによって人間関係のストレスを減らし、より良い人間関係を築いていこうというものです。「諦める（アキラメル）」は断念する、放棄するなどというネガティブなイメージが強いのですが、「諦」という漢字には「内容や詳細を明らかにする」という意味があります。つまり個性を「明らかにする」ことによってまずは自分自身を認め、そして他人を受け入れ、お互いに人間関係を築いていこうということなのです。

1日のほとんどを過ごす歯科医院では、院長とスタッフ（上司と部下）、先輩スタッフと後輩スタッフ（上下関係）、歯科医療従事者と患者さん、歯科医院と技工所や取引先といった様々な人間関係が交錯しています。必ずしも良好な人間関係を築いている人ばかりではないでしょう。

人生は短く、残された時間はあっという間に終わります。人間関係に悩んで時間を無駄にするということは、人生をも無駄にしていることになります。

「アキラメル」ことを今から実践して、幸せな仕事人を目指しましょう。

「動物キャラナビ」キャラクターの調べ方

1968年6月30日生まれの場合

①左のページの表から1968年6月の数字を調べる⇒38

②その数に生まれた日を足す⇒38＋30＝68

③合計数が60を超えた場合は60を引く⇒68－60＝8

※60を超えない場合は生まれ月の数字に誕生日を足した数を12分類キャラクター表で調べます。6月1日の場合は38＋1＝39⇒子守熊

④12分類キャラクター表で8を調べる⇒たぬき

こじか 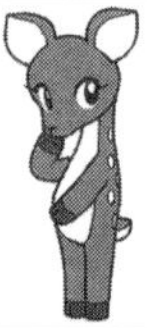	11, 17, 32, 38	
狼 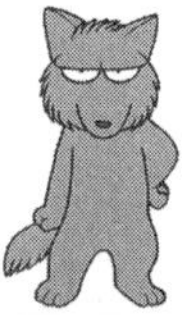	13, 19, 24, 25, 30, 36	
チータ 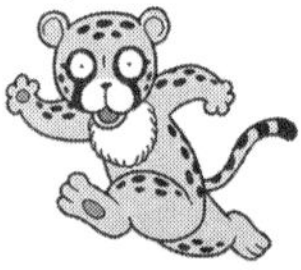	1, 7, 42, 48	
黒ひょう 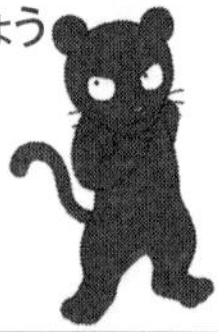	5, 44, 50, 53, 56, 59	
猿 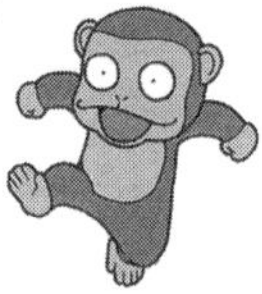	3, 9, 15, 34, 40, 46	
ライオン 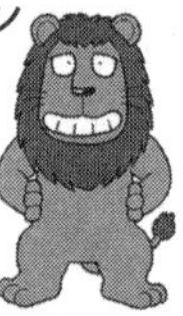	51, 52, 57, 58	
たぬき 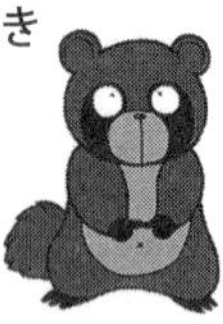	2, 8, 41, 47	
子守熊《コアラ》 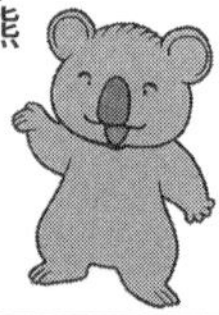	4, 10, 16, 33, 39, 45	
ゾウ 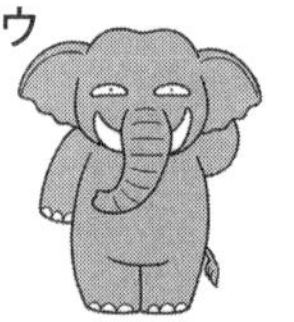	12, 18, 31, 37	
ひつじ 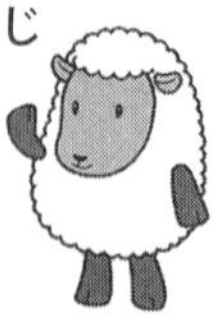	14, 20, 23, 26, 29, 35	
虎 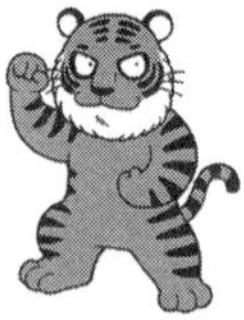	6, 43, 49, 54, 55, 60	
ペガサス 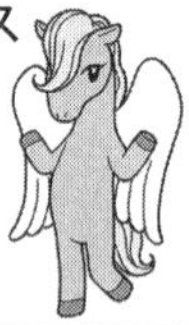	21, 22, 27, 28	

【注意】個性心理學では本来、キャラクターを60分類していますが、ここでは本文に対応するために12分類キャラクター表を掲載しています。

西暦	元号	1月	2月	3月	4月	5月	6月	7月	8月	9月	10月	11月	12月
1955	S30	58	29	57	28	58	29	59	30	1	31	2	32
1956	S31	3	34	3	34	4	35	5	36	7	37	8	38
1957	S32	9	40	8	39	9	40	10	41	12	42	13	43
1958	S33	14	45	13	44	14	45	15	46	17	47	18	48
1959	S34	19	50	18	49	19	50	20	51	22	52	23	53
1960	S35	24	55	24	55	25	56	26	57	28	58	29	59
1961	S36	30	1	29	0	30	1	31	2	33	3	34	4
1962	S37	35	6	34	5	35	6	36	7	38	8	39	9
1963	S38	40	11	39	10	40	11	41	12	43	13	44	14
1964	S39	45	16	45	16	46	17	47	18	49	19	50	20
1965	S40	51	22	50	21	51	22	52	23	54	24	55	25
1966	S41	56	27	55	26	56	27	57	28	59	29	0	30
1967	S42	1	32	0	31	1	32	2	33	4	34	5	35
1968	S43	6	37	6	37	7	38	8	39	10	40	11	41
1969	S44	12	43	11	42	12	43	13	44	15	45	16	46
1970	S45	17	48	16	47	17	48	18	49	20	50	21	51
1971	S46	22	53	21	52	22	53	23	54	25	55	26	56
1972	S47	27	58	27	58	28	59	29	0	31	1	32	2
1973	S48	33	4	32	3	33	4	34	5	36	6	37	7
1974	S49	38	9	37	8	38	9	39	10	41	11	42	12
1975	S50	43	14	42	13	43	14	44	15	46	16	47	17
1976	S51	48	19	48	19	49	20	50	21	52	22	53	23
1977	S52	54	25	53	24	54	25	55	26	57	27	58	28
1978	S53	59	30	58	29	59	30	0	31	2	32	3	33
1979	S54	4	35	3	34	4	35	5	36	7	37	8	38
1980	S55	9	40	9	40	10	41	11	42	13	43	14	44
1981	S56	15	46	14	45	15	46	16	47	18	48	19	49
1982	S57	20	51	19	50	20	51	21	52	23	53	24	54
1983	S58	25	56	24	55	25	56	26	57	28	58	29	59
1984	S59	30	1	30	1	31	2	32	3	34	4	35	5
1985	S60	36	7	35	6	36	7	37	8	39	9	40	10
1986	S61	41	12	40	11	41	12	42	13	44	14	45	15
1987	S62	46	17	45	16	46	17	47	18	49	19	50	20
1988	S63	51	22	51	22	52	23	53	24	55	25	56	26
1989	H1	57	28	56	27	57	28	58	29	0	30	1	31
1990	H2	2	33	1	32	2	33	3	34	5	35	6	36
1991	H3	7	38	6	37	7	38	8	39	10	40	11	41
1992	H4	12	43	12	43	13	44	14	45	16	46	17	47
1993	H5	18	49	17	48	18	49	19	50	21	51	22	52
1994	H6	23	54	22	53	23	54	24	55	26	56	27	57

歯科医のトリセツ

66 狼

「変人」「ユニーク」が最大級の誉め言葉

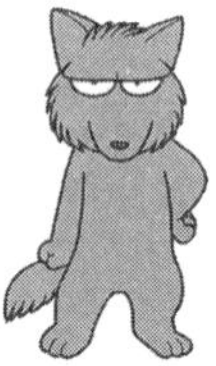

個性派だけど嘘は嫌いなモラリスト

自然界では一夫多妻制で次から次へとパートナーを変える動物も多いのですが、狼は一夫一婦制を守り、愛情深く家族思いの動物です。

「他の人と違う」「変人」「ユニーク」が最大級の誉め言葉になる狼キャラの院長は、初対面ではとっつきにくく冷たい印象があります。自分一人だけの時間と空間を好むので、スタッフとワイワイと賑やかに楽しむことは苦手です。

本音でぶつかり思ったことをハッキリと言うので、院長が発した何気ない一言に落ち込んだり傷ついたりしたことがあるスタッフもいるでしょう。しかし、その一言にまったく悪気はありません。単に「言葉足らず」なだけなのです。

狼キャラの院長が大切にすることのひとつがモラルに基づく信頼関係。ルールを守らない、時間にルーズ、下手な小細工やお世辞、媚びを売られることを嫌うので、裏表のない誠実な態度で接してください。

クールで近づきがたい印象がありますが、頼まれると嫌と言えない情に厚い部分があるので、もし悩み事や困ったことがあったら本音で院長に相談してみましょう。親身になって解決策を見つけてくれるはずです。

「人と同じこと」が大嫌いな狼キャラの院長は、他の先生とは違う機材やシステムにこだわります。無駄が大嫌いなのでスタッフには「節約するように」とか「無駄を省くように」とうるさく注意するのに、自分が欲しいものはすぐに買ってしまう一面もあります。

前例、保守的、無難なことを嫌うので、院長が狼キャラの歯科医院に途中入社した場合、「以前勤務していた歯科医院では」とか「普通の歯科医院では」は禁句です。

また「今までやったことがないので」や「前例がないので」は通用しません。

誰も考えつかない斬新な意見を提案したら評価がぐっと上がります。

歯科医のトリセツ

67 こじか

ピュアな心の持ち主なので「不誠実」「嘘」は厳禁

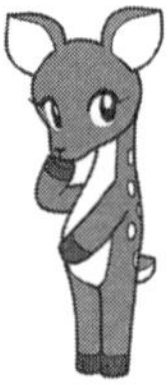

かまってちゃんでも指導力は抜群

純真無垢で穏やかな印象がありますが、実は気難しく人の好き嫌いがはっきりしています。

人見知りなのに周囲にとても気を遣うため「八方美人」と誤解されてしまうことがしばしばありますが、常に人から愛されたいという強い思いがあるための行動です。

院長がこじかキャラの場合は、とにかくスタッフがかまってあげましょう。診療中も「私はあなたにこんなに気を遣っていますよ」アピールをお忘れなく。

スタッフから声をかけられると安心しますが、スタッフにかまってもらえなくなるといじけて突然ブチ切れるかもしれません。とにかく人からかまわれないことが寂しいのです。

スタッフ間で診療以外のことで盛り上がる話題があったら、時々院長も会話の輪の中に入れてあげてください。ご機嫌になること間違いなしです。

スタッフにとって院長は目上の立場にありますが、こじかキャラの院長に限り、母親が子供を見守るような気持ちで接してあげましょう。

人見知りですが、指導力、人材育成能力は抜群です。親しくなるのには時間がかかりますが、親身に指導してくれるので、わからないことがあったら積極的に聞きに行って院長を上手く利用し、自分のスキルアップに役立てましょう。熱意と積極性を認められること間違いなしです。

ピュアな心の持ち主なので「不誠実」「嘘」は厳禁です。こじかキャラの院長に限ったことではありませんが、医療に携わる者として「不誠実」「嘘」はあってはならないことです。もし嘘がばれたら二度と信頼関係を取り戻すことは難しいと心得ておきましょう。

歯科医のトリセツ

68 猿

情に訴えるのではなく、結果を出すことが評価のポイント

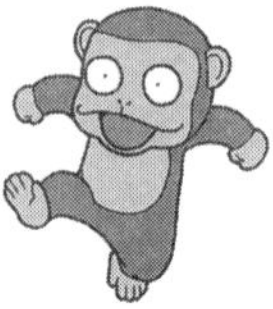

効率重視&気さくな愛されキャラ

社交的な人気者で組織づくりや人材活用も上手く、経済観念が発達しているので、お金儲けも上手です。

気さくで堅苦しいことが苦手、楽しいことが大好きなので、庶民的で笑いの多い診療室となっているでしょう。

気さくな雰囲気とは裏腹に「自分が正しい、自分の考えがすべて」と思っている頑固でプライドが高い一面があります。そのため人気者ですが、他人から「この人に手を貸してあげよう」とか「この人を助けてあげよう」と思われにくい雰囲気があるの

で、単独行動をすることもしばしば見られます。

頭の回転が速く、何事にも柔軟性があります。損得勘定で動くので無駄を極端に嫌い、何事も効率重視で動きます。合理主義者が多く、グズグズ、のろのろした言動が大嫌いです。

猿キャラの院長からの指示は考える前にまず動く。とにかく素早く動いて結果を出すことが重要です。情に訴えるのではなく、結果を出すことが評価のポイントとなります。

猿キャラは小学生のように無邪気で落ち着きがなく、常に動き回っています。おっちょこちょい、早とちりの名人でもあります。院長は「わかった、わかった」と返事をしていたのにまったくわかっていなかった、ということも珍しくありません。「猿もおだてりゃ……」という諺《ことわざ》どおり、褒めてあげるとモチベーションが高まり能力以上の力を発揮します。

周りのスタッフのサポートを必要とする、憎めない愛されキャラでもあります。

歯科医のトリセツ

69 チータ

やる気に溢れた努力家を好むので、ネガティブ思考はNG

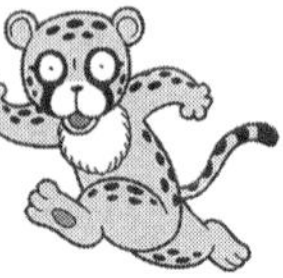

チャレンジ精神豊かな理想家

獲物（目標）が決まって攻めるスピードと気持ちの切り替えは12キャラ中ナンバーワン。何事にも短期決戦で挑みます。

好奇心旺盛で何事にもチャレンジしてみなければ気がすまない性格のため、チータキャラの院長は新しいシステムを次から次へと導入するでしょう。

また、欲しいと思ったものはすぐに衝動買いしてしまうため、買ったのに一度しか使っていない器具や材料がゴロゴロしているはず。余計なものが診療室に溢れているために管理するスタッフは大変です。

頭の切れが良く、思ったことをすぐに実行に移し、どんな逆境にも負けませんが、行動する時は周りのことを一切考えることがありません。

自分一人で熱くなって突っ走るため、スタッフが理解しているか、スタッフがついてきているかなどまったく気にかけることがなく、気がついたら誰もついてきてくれず独りぼっちだった、なんてことも珍しくありません。

多くの院長はそんな状況に陥ったら凹みますが、まったく気にする様子もなく、失敗を引きずらないのはチータキャラの長所のひとつでしょう。

自分の意見を優先する個人主義者と思われがちですが、実は情に厚い親分肌の一面があり、自分を慕ってくれる部下の面倒はとことん見ます。

自分と同様に高い理想を持ち、やる気に溢れた努力家を好むので、チータキャラの院長の前でネガティブ思考はＮＧです。すべてにおいて短期集中、超ポジティブ思考で積極的に攻めていく態度が重要です。

気分にムラがあり顔と態度にすぐ出ます。イライラしている時は何を言っても無駄なので、諦めて近寄らないのが一番です。

歯科医のトリセツ

70 黒ひょう

新製品、新商品、新情報という単語には目がない

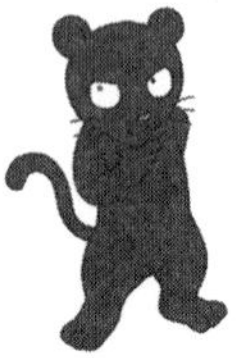

陰の努力家兼天然の毒舌家

黒ひょうの最大の特徴は、「新しいもの好き」。12キャラナンバーワンの情報通でもあります。

新製品、新商品、新情報という単語には目がないので、新製品が発売されたら真っ先に黒ひょうキャラの院長に営業に行きましょう。「他の先生はまだ知りません」「他の先生はまだ持っていません」というセールストークをすると、間違いなく購入してくれるでしょう。

スマートでおしゃれな生き方を追い求めているので「他人からどう見られているか」

を常に意識します。努力する姿を見られることは黒ひょうにとっては「かっこ悪い」ことなので陰で努力します。

黒ひょうキャラの院長は、時々相手を傷つけるような毒舌を吐くことがあります。決して悪気があるわけではなく、いわゆる天然がゆえの「毒舌」。院長に言われたことは聞き入れなければなりませんが、致命的な一言を言われたら「うちの院長ってああいう人だから」と一呼吸おいて、冷静になってから院長が言ったことの意味を考えるようにしましょう。

プライドが高いので自分のミスを認めたがりません。しかし、どんな人でもミスはするもの。黒ひょうキャラの院長の場合はミスを大目に見てあげましょう。もしミスを指摘する時は大勢の前ではなく陰でコッソリと、明るい雰囲気でニッコリ笑ってプライドを傷つけないようにミスを指摘しましょう。

私利私欲がなく、不正を許さない正義感に溢れた信頼できる人です。

スタッフ間の揉め事を黒ひょうキャラの院長に相談した場合、公平公正なジャッジでまとめてくれるでしょう。

歯科医のトリセツ

71 ライオン

お願いする時は、距離感を崩さずに節度ある行動、丁寧な言葉遣いを

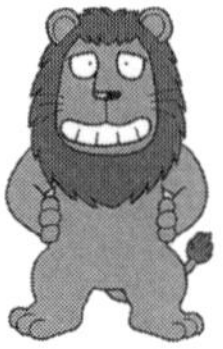

妥協を許さず指導力はナンバーワン

リーダーとしての資質は12キャラ中ナンバーワンのライオンキャラの院長は、指導力が抜群です。仕事に対する責任感がとても強く、妥協できない性格のため指導は厳しくなりがちですが、スタッフに対する愛情があるがゆえの行動です。

自然界の親ライオンが可愛い我が子を谷底に突き落とし、谷底から這い上がってきた子供ライオンを可愛がるイメージです。

徹底的に努力をして弱音を吐かないため他人の助けをあてにせず、すべてのことを自分でやらなければ気がすみません。従ってチームプレーは苦手です。

自分でやらなければ気がすまない性格のため「仕事の割り振り」や「役割分担」は苦手です。診療中、院長以外の人でもできることを院長自ら率先してやってしまうこともあるので「そんなことはやらなくてもいいです」とか「それをやるよりも〇〇を先にやってほしいです」と院長に突っ込みたくなることもしばしば。

自分の能力に自信があり、存在を軽んじられることを嫌うので、ライオンキャラの院長にお願いする時は、距離感を崩さずに節度ある行動、丁寧な言葉遣いを心掛けましょう。

百獣の王らしくプライドの高さも12キャラ中ナンバーワンで、礼儀礼節にとても厳しい面があります。ため口や馴れ馴れしい言葉使いはもちろんＮＧですが、挨拶や服装、態度にもうるさいので細心の注意を払ってください。

どんなキャラであってもスタッフは院長に対して気を遣うと思いますが、気に入らないことがあるとすぐに態度と顔に表れるライオンキャラの院長には、さらに気を遣うことになるでしょう。

しかし、絶対に弱音を吐かず、常に公平な態度で部下に接するライオンキャラの院長は信頼のおける理想の上司像でもあるのです。

歯科医のトリセツ

72 虎

「熱意」「やる気」「ガッツ」が評価のアピールポイント

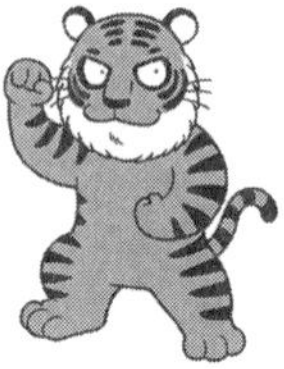

本音で生きる、時に頑固な体育会系

責任感の強さでは12キャラ中ナンバーワンの虎キャラの院長は、何事にも本音でぶつかります。

常に本音で生きているので発言もド直球。

相手の気持ちを考えることが苦手な虎キャラの院長の発言に「厳しすぎる」「デリカシーがない」と感じることもあるかもしれませんが、言うだけ言ったらそれでおしまい。さっぱりとした性格なので、いつまでもネチネチと問題を引きずることはありません。

義理人情に厚い親分肌。虎キャラの女性院長は面倒見のいい頼れるアネゴ肌です。虎キャラの院長は、ルールや社会生活を送るうえで必要とされる行動やマナーを大切にしています。従って「ものの言い方」にもこだわりがあります。院長に対して命令口調や上から目線での物言いはNG。部下らしい言葉遣いを心掛けましょう。また、プライドが高いので他人に頭を下げることも嫌いです。こちら側が下手に出て院長の機嫌を損ねないようにしましょう。

「無駄」も大嫌いです。時間や話の無駄は許せません。決められた時間はきちんと守ること、話（院長への報告）は理路整然と結論から伝えましょう。

虎キャラの院長は中途半端や曖昧なことが嫌いなため、仕事でもきっちりと結果を出さなければ気がすみません。スタッフにも同じことを求めます。

給料を稼ぐためには結果を出すことは当たり前ですが、結果よりも「熱意」「やる気」「ガッツ」を評価する体育会系的な一面もあります。虎キャラの院長には「熱意」「やる気」「ガッツ」も評価のアピールポイントになります。

納得できないことは絶対に引き下がらない頑固な一面がありますが、強い正義感で周りからの信頼を集める愛情深い上司です。

歯科医のトリセツ

73 たぬき

噂話や悪口、裏表のある行動や不誠実な態度はご法度

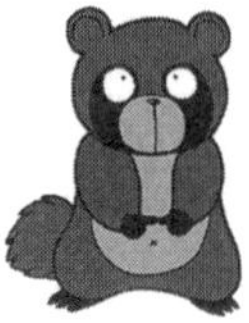

うっかりしても愛される職場の潤滑油的存在

何事も実績と経験を重んじる保守派のたぬきキャラの院長は、トレンドを追いかけたり新しいことに飛びついたりするよりも「前例」を大切にします。新製品よりは昔からのロングセラーが大好きです。

いつも笑顔で人当たりが良く、温かい雰囲気でぬけたところもある天然キャラは誰からも愛されます。コミュニケーション能力が高く、困っている人を見ると放っておけない人情家です。

揉め事や言い争いが起こると潤滑油的な役割を担い、仲裁役に徹します。院長自ら

が院内での揉め事やスタッフ間のトラブル解決に一生懸命走り回っていることでしょう。しかし、何事も安請け合いをしてしまうため、最後には収集がつかなくなりフリーズする「たぬき寝入り」作戦に持ち込むかもしれません。

どうでもいいことはよく覚えているのに、重要な案件をついうっかり忘れることも珍しくありません。

「言った、言わない」「聞いた、聞いていない」で揉めるのは日常茶飯事。たぬきキャラの院長との業務連絡を口頭で行うのは危険です。必ず文書にしてやり取りしましょう。

「信用第一」で誠実さをモットーとしているので、噂話や悪口、裏表のある行動や不誠実な態度はご法度です。他人を見極める目はとても厳しいので、うわべだけの言動は見透かされています。

弱い立場の意見も聞いてくれるので、たぬきキャラの院長へは自分の考えや意見を積極的に述べてみましょう。ただし、強い語気や荒い言葉使いはたぬきキャラを怖がらせてしまうので、感情的にならないように気をつけましょう。

歯科医のトリセツ

74 子守熊《コアラ》

キビキビとした素早い行動と明るい返事、積極的な行動が必須

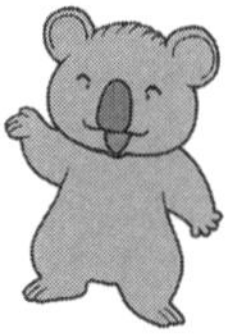

鋭い直感力で備えは万全

明るく社交的な子守熊キャラの最大の特徴は「二面性」。慎重かと思うと楽天的。律儀な人かと思うと気まぐれな部分もあり。天才的なひらめきで勝負するかと思うと地道な努力を惜しまない。神経質で臆病かと思うと急に大胆に行動する……。

子守熊キャラの院長の矛盾した性格と行動を理解するのは難しく、周りのスタッフは振り回されてついていけなくなることがあります。

また、損得勘定に長けているので無駄を嫌います。効率を重視するので、素早い行

動を常に心がけましょう。自分にとって利益になる人を重んじる傾向があります。

直感に優れ、感覚を優先するのでスタッフを評価する基準にもばらつきがあります。勤務先の院長が子守熊キャラの場合、スタッフのどのような仕事が評価されるのか、どんな目標を掲げて行動するのが好まれるのか、逆にマイナスとなる言動はどのようなものなのかを十分に把握しましょう。

自分が気に入ったスタッフとそうでないスタッフを分け隔てて接することもあるかもしれません。

院長のキャラに関係なくキビキビとした素早い行動と明るい返事、積極的な行動は必須ですが、子守熊キャラの院長の場合は特に意識してください。

自分のペースを乱されることを嫌うので「すぐにやって」「早くして」と追い詰めるような言葉はモチベーションを下げてしまうので禁忌です。

常に「もしも……」と最悪の事態を考えて行動するので、備えが万全で失敗はほとんどしません。コロナ禍で苦戦している歯科医院も多いなか、子守熊キャラの院長だけは万全の備えをしていたに違いありません。

歯科医のトリセツ

75 ゾウ

待たされることが大嫌いなので「後で」や「そのうち」はNG

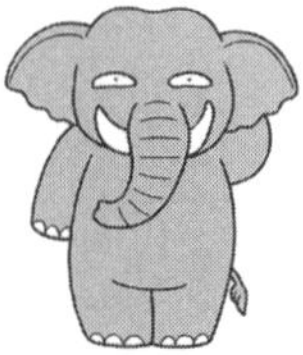

締め切り厳守の真面目な努力家

プロ意識が強く、努力家で真面目な頑張り屋さん。自分に妥協しない真面目な性格のため部下にも同様の厳しさを求めてしまい敬遠されることがあります。

素直で優しい性格ですが、信念を曲げない頑固者。周囲に近寄り難い印象を与えることもあるでしょう。融通がきかないので周りから文句が出ることもありますが、努力家で真面目な性格は信頼されるリーダーとなります。

ゾウキャラの院長は「待たされること」が大嫌い。仕事を頼まれたらすぐに取り掛かりましょう。「後で」や「そのうち」はNGです。「至急」そして「真っ先に」が鉄則です。

また、時間厳守も必須です。期日がある案件や提出物は何が何でも期日までに提出してください。

自分の味方だと思ったスタッフの面倒は親切に見ますが、自分の敵だと感じたら徹底的に叩くので、ゾウキャラの院長は敵に回さないようにすることが一番です。

ドライな関係を望み、ダラダラした会話も嫌うので要点のみを伝えてきます。そのため愛想がない冷たい印象を受けますが、気にする必要はありません。

「人の話を聞かない」のもゾウキャラの院長の特徴です。報連相が苦手なため「院長に言ったはず」「院長に伝えました」は通用しません。口頭で伝える時に箇条書きのメモも一緒に渡して証拠を残しておきましょう。

自分が興味のない話はまったく耳に入らないのに、自分に関係する噂話や他人の会話は「耳ダンボ」になり必ず聞こえています。院長の悪口（汗）は絶対に院長に聞こえない場所で言いましょう。

褒められると猛烈に頑張るので、院長への誉め言葉は院長のダンボの耳に向かってささやきましょう。

歯科医のトリセツ

76 ひつじ

スタンドプレーや強烈な自分アピールは避けたほうが無難

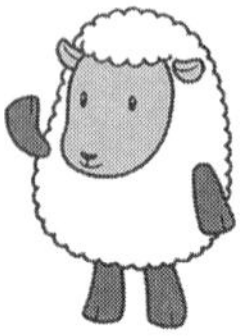

チームワーク重視で独りぼっちが大嫌い

義理人情に厚い、温厚なひつじキャラの院長の座右の銘は「世のため人のため」。温和な人柄ですが人の好き嫌いがハッキリしている一面もあるため、気に入らない相手とは意固地になってトラブルを大きくしてしまうこともあります。

「和」を大切にし、義理人情に厚いひつじキャラの院長には強烈なリーダーシップはありませんが、なんとなくみんなをまとめて丸く収めます。

お互いに助け合う精神をモットーとしているため、アットホームな職場環境を目指しています。スタッフも患者さんも含めてみんなで和気あいあいと穏やかな雰囲気での診療が理想です。

優しい見た目通り親しみやすく人間味に溢れた好人物のため、患者さんにも人気があります。

チームワークが第一なので、ひつじキャラの院長の前でのスタンドプレーや強烈な自分アピールは避けたほうが無難です。仕事をする上で熱意や情熱は重要ですが、個人プレーが得意で競争意識の強いスタッフにとっては少し物足りない職場環境かもしれません。

「ひつじ君」と書いたら「群れ」になるくらいとにかく人と群れていたい。独りぼっちが大嫌いです。

スタッフと常に情報を共有していたい、スタッフが自分のことをどう思っているのか気になる、自分だけが仲間外れにされていたらどうしよう、と心配しすぎてストレスを抱えすぎることもしばしばです。

どんな小さなことでも院長と共有して、必ず声をかけてあげましょう。

「積極的に話しかける」ことがひつじキャラの院長がご機嫌で過ごすポイントです。

歯科医のトリセツ

77 ペガサス

短気な一面があるので、説明や連絡は手短に

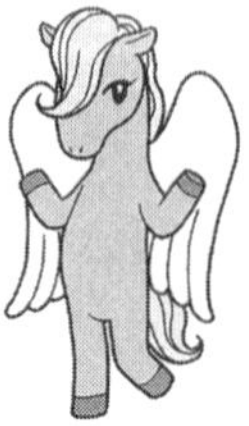

凡人には理解し難い気分屋の天才肌

束縛、ルールを嫌う天才肌のペガサスの思考回路を一般の人が理解するのは不可能に近いでしょう。

「自由」「刺激」「変化」を求めるので、毎日決まったことを繰り返す院長業務は苦手です。

伸び伸びと羽を羽ばたかせて自由に飛び回る姿こそが12キャラ中唯一大空を飛び回れるペガサスの本来の姿。講習会や学会で飛び回っている院長はペガサス率が高めのはずです。コロナ禍で飛行機に乗れないペガサスキャラの院長は、かなりストレスが

溜まっていることでしょう。

自分の好きな仕事＝いい仕事。お金にも執着がないため結果を出せないこともありますが、実は努力家の一面も。独自の創造力に努力が加わり、いつの間にか目標を達成しています。

日本古来の仕事のしきたりや作法を守ることは無理。したがってスタッフ教育も放任主義です。マニュアルに沿って、などという考えは初めからありません。そもそもマニュアル自体が存在しないことでしょう。

勤務初日に「仕事は感性とノリで覚えてください」と言われる可能性もアリ！　短気な一面も持ち合わせているので、何を言いたいのかわからない説明や的を射ない報告、だらだらと長い連絡にはブチ切れますので、すべて手短に済ませましょう。

歯科医院の雰囲気も〝ここは海外ですか？〟と思うくらい自由でポップな雰囲気です。

気分にムラがあり超わがままなペガサスキャラの院長の言動は物事の筋道から外れることもあり、周りのスタッフは振り回されてばかりです。すべては院長のその日の気分次第と割り切って付き合ってあげましょう。

コラム④ 100年の恋が一瞬で覚める瞬間とは

「クチャラー」ってご存知ですか？　物を食べる時に口を閉じず、口を開けたままくちゃくちゃと音を立てて食べる人を表現した言葉です。「クチャラー」にはいくつかの原因が考えられます。

まずは身体的な問題です。口輪筋（こうりんきん）という口の周りの筋肉が弱いため、普段から口を閉めることができずにポカンと口を開けている人をよく見かけます。普段からお口ポカンの人は食べ物を咀嚼（そしゃく）する時も口を開けたままとなります。

また、鼻炎などにより鼻で呼吸することが難しく、口で呼吸をしているので食事の時も食べながら口で呼吸するので、くちゃくちゃと音がします。

次に親のしつけの問題です。食事に限らずマナーというのは相手を不快にさせないようにするためのものでもありますが、「自分の行動が相手を不快にさせている」という認識不足と他人への配慮が欠けている場合です。親が食事のマナーに無頓着な場合、その習慣は子に遺伝します。幼少期に親から食事のマナー指導をされなかった、いわゆる「お里が知れる」パターンです。

「クチャラー」と同様に食事の時に嫌われるマナーとして「ススラー」というのもあります。麺類や汁物以外の食べ物をすすって食べる人のことを言います。固形物を箸で口に運ばずに、お皿に口をつけてジュルルルと周囲に不快な音をまき散らしながら吸い食べをします。急いですするので食事中にむせる、食べ物と一緒に空気を飲み込むのでゲップをする、という特徴もあります。

マナーに欠ける人との食事の時間ほど不快なものはありません。

彼氏が「クチャラー」と「ススラー」で、初めて一緒に食事をしたら100年の恋が一瞬で覚めた、などということにならないように自分の食事の仕方をもう一度見直してみましょう。小さいお子さんがいる方は「食事のマナー」もしつけのメニューに入れることをお忘れなく！

5章

愛され、生き残れる歯科医師になるために

歯科医師にとっての「生き方のトリセツ」

新型コロナウィルスが流行する前、私たち人類は、生きていくためには十分に満たされていたはずなのに、「見栄」や「欲」のために、「まだまだ、もっともっと」と見えない何かを長いこと追い続けてきました。もちろん生きていくためにはお金＝「富」が必要だし、人間の虚栄心を満たすためには「名声」も必要です。それらを得るために、がむしゃらに働き続けました。

『人生を幸せにするのは何？　最も長期に渡る幸福の研究から』はロバート・ウォールディンガー教授（臨床精神医学）らが75年にも及び、人を幸福にし、健康にするためには何が必要かを研究した論文です。教授らによると、人を幸福にし、健康にするためには「良い人間関係を築くこと」が重要。周りの人との良い人間関係や満足度は脳や健康にも影響するとのことです。「富」や「名声」を求めすぎるあまり、法を犯したり、患者さんを騙してまでお金を手に入れたりして逮捕される歯科医師が存在します。また、治療をめぐって患者さんとの行き違いが生じ、裁判を抱えている歯科医師もいます。スタッフとの関係が上手くいかず、歯科医院経営が危機的状況に陥ったり、自分の健康を犠牲にしてまで働いたりしている歯科医師の話を聞くこともあります。

このようなケースは、周りの人と良い人間関係を築けていないことによる悲劇なのではないでしょうか。また、コロナ禍によっていろいろなものの「価値観と考え方」が大きく変わりました。自分とは異なる価値観や考え方を持つ他人を認めずに、攻撃するシーンを目撃することが多くなったような気がします。

良い人間関係を築くためには、まずは他人を認め、愛することが必要だと思います。他人を愛してこそ、自分も愛される人間になれるのではないでしょうか。

そして、愛される人間、愛される歯科医師になるために必要なのは「自分の軸はしっかりと持ちつつ、しなやかな発想で人と接する」ことだと私は考えています。

最後となる5章では、歯科医院が生き残るために必要なこと、そして、自らを省みることの少ない歯科医師の「生き方のトリセツ」となるような考え方のヒントを記しました。かつての私のように生きづらさを抱え、仕事もプライベートも上手くいかず苦悩する歯科医師が一人でも減り、少しでも働きやすく、幸せに生きられる一助になれば幸いです。

歯科医のトリセツ

78

人から見られる職業という意識を持つ

スタッフからも患者さんからも見られています

「人から見られる職業」というとつい芸能人を想像しがちですが、我々歯科医師もまた人から見られる職業です。

プライベートはそうではなくても、白衣を着た途端、常に患者さんとスタッフからの視線にさらされることになるのが歯科医師。にもかかわらず、寝ぐせやフケ、口臭が酷い歯科医師がいます。その大きな要因には「周囲に指摘してくれる人がいない」ということがあるかもしれませんが、そもそも気にしていない人も多いようです。

口臭に関しては飲酒も原因になります。歯科医師という仕事上、多大なストレスを抱え、その解消法として酒に走る人も多くいるのです。

接遇に関しても、スタッフには接遇セミナーに参加させるのに、自分は最低というパターンもよく見聞きします。接遇セミナーに院長も一緒に参加されているところは経営も上手くいっていることが多い印象です。

「先生」と呼ばれ、偉いと思って生きてきている歯科医師の中には、挨拶も立ち居振る舞いも、たとえ相手が患者さんであっても横柄になりがちだったり、治療に集中していてそこまで気を回せないというタイプもいます。

当院の院長は、診療室で患者さんから「ありがとうございました」と挨拶されても「あぁ」と返す癖が直りません。治療に集中しているのは理解できますが、これは周りから見ると非常に感じが悪いため、スタッフがすぐに「お大事に！」と声がけしてフォローしてくれています。このように、スタッフは感じがいいのに先生が残念というのも歯科医院あるあるです。

第三者からの視線にさらされているということは、背景を理解されることなく、見えている部分だけでジャッジされるということでもあります。歯科医師は、仮に無理難題をふっかけるモンスターペイシェント相手にキレて怒鳴ってしまったとしても、外から見ると「あそこの先生は患者を怒鳴りつける」と言われてしまうのです。

コロナ禍で接遇のあり方も変わってきているので、臨機応変にソーシャルディスタンスは保ちつつも気持ちの距離は感じ良く。

青森市特有のことなのかもしれませんが、（歯科医院のスタッフに限らず）白衣のままスーパーで買い物かごをぶら下げて買い物をしている人も見かけます。白衣にはいろいろなものが付着しているということ、病原菌にもなるであろうものをスーパーにバラまいているという認識がない人なのでしょう。

いつどこで誰に見られても「つっこまれないようにする」のは公人としての義務。聖人君子である必要はまったくありませんが、人から見られているという意識を持ち、人として節度を持った言動をすることを忘れないようにしたいものです。

そして今の時代、接遇と同じか場合によってはそれ以上の注意を払って取り扱わなければならないのがSNS。歯科業界でもSNSを使った集客が当たり前になってきていますが、SNSは不特定多数の人に見られてしまうということを肝に銘じておかなければならない危ういツールです。

その不特定多数の中には将来自分の医院のスタッフになるかもしれない人、患者さんになるかもしれない人が含まれている、つまり未来のスタッフと未来の患者さんからも見られているのです。

時々、院内でのスタッフとのトラブルや経営面で壁にぶち当たった時に、それに対しての自分の意思表示や見解などをアップしている記事を見かけます。私も同じ立場として、院内での問題は尽きることがないというのは理解できます。白衣を脱ぐ日まで私たち経営者には問題解決という試練がつきまとい、そのストレスをどこかに吐き出したくなるのも本当によくわかります。

しかし、自分が転職先を探している場合、スタッフと院長がもめている歯科医院や経営が上手くいっていない歯科医院に勤務したいですか？　もしくは患者として通いたいですか？　私は絶対に嫌です。

お誕生日会のケーキを前に白衣を着たまま診療室で記念写真、というのも時々見かけます。診療室に食べ物を持ち込むことなど考えられないのですが、容認しているドクターもいるようです。

もちろんＳＮＳへの発信は個人の自由。しかし、いつどこで誰に見られているかわからない以上、全方位的にスキのないよう細心の注意を払うべきです。

歯科医のトリセツ

79 誰も注意してくれないからこそ自省する

院長自身がトラブルメーカーになっていませんか

本来スタッフを注意する立場であるはずの院長が、皆の足を引っぱってトラブルメーカーになっている場合があります。

読めない字でメモ書きを残す、言葉足らずで理解できないような指示を出す。もしこんなことをスタッフがすれば「何やってるんだ。仕事にならない！」とブチ切れるはずですが、自分がそんな愚行を冒していても気づきません。それはひとえに注意してくれる人がいないから。

また、スタッフには「急げ」「なんでまだ終わってないの」とプレッシャーをかけるのに、自分は時間にルーズでゆっくりと好きなペースで仕事を進める。時には院長自らが予約の電話を取って話し込む。患者さんとの長話に花を咲かせることで距離を近づけようとしているのでしょうが、患者さんに親身になって寄り添うことと、仲が良いことはまるで別物です。診療し、患者さんの歯に責任を持つことが歯科医師の本質。院長がこんな基本的なことを見失っていては、スタッフが患者さんと信頼関係を築けるわけがありません。

基本的に、ドクターがドクターにしかできない仕事から離れるのはＮＧ。歯科医師は歯科治療におけるチームリーダーであり、リーダーがいなければスムーズに作業が流れずトラブルが発生してしまうのは自明の理です。

また、院長は「自分が法律」になりがちです。そのため、院長が理不尽なことをしていると真面目で正義感の強いスタッフは院長に意見します。そのスタッフの言動に間違いはないのですが、院長との関係にヒビが入り、トラブルになることもあります。

立場上、人から注意されにくい歯科医師は、他の職業以上に自省しなければならないもの。「院内のトラブルの原因を作っているのは自分の言動ではないか」と常に考えながら行動するくらいでちょうどいいのです。

歯科医のトリセツ

80

「わかってもらう努力」を惜しまない

自分だけがわかっていても歯科医院は上手く回りません

院内トラブルの理由に、スタッフが院長からの指示をきちんと理解していないことがあります。しかしこれは、院長が「スタッフが何を理解して何を理解していないのかを理解していない」、つまり院長側の理解不足でもあるのです。

院長はまず新しいスタッフが入ってきたら何ができているか、できていないかを確認する必要があります。この確認作業を怠ると、後々のトラブルの元になります。

時々、認知症の患者さんに対して、明確な回答が得られず「どうしますか」と何度も尋ねる若いスタッフを見かけます。慣れたスタッフであれば、「次までに決めてきてくださいね」と柔軟な対応ができるのですが、経験が浅いとなかなかそうはできません。若い人には高齢者の言動や認知症のことなどわからないのが当たり前。それを怒るのではなく、誰かが教えてあげなければならないことなのです。

新人には、歯科医療の技術的なことだけではなく、「当院のやり方」をわかってもらうことも必要です。大事にしていることは何か、言葉や態度で伝えましょう。

例えば、「患者さんにハキハキ挨拶しろ」と言うのに、院長自身はろくにスタッフに挨拶していないようでは説得力がありません。スタッフのお手本になるよう、院長が率先して行動することが必要です。

また、スタッフに指示が伝わっていない時に怒っても意味がありません。院長自身は指示を出したと思っていてもスタッフがわかっていないならば、それは指示の仕方に問題があったのかもしれないと考えましょう。やらなければならない作業はわかっていても、意図が伝わっていなければ中途半端な結果になることがあります。スタッフ側が指示の意図を理解する努力が必要であるのと同じように、何のために今この指示を出しているのかが正確に伝わるよう、院長側も努力が必要なのです。

バタバタした診療中の指示は雑になったり意識が散漫になったりするのはよくわか

ります。なるべく雑音に気を取られず、今この瞬間にやるべきことを考えて優先順位をつける訓練をしましょう。

わかってもらう努力をしなければならない相手は、スタッフだけではありません。良い治療をするためにも、経営状態を改善するためにも、患者さんにわかってもらうということは非常に大切です。

自院では何をモットーにしているのかといった診療理念はスタッフはもちろんですが、患者さんにもわかってもらわなければならないのです。例えば大澤歯科医院であれば、自分の歯を守るためには患者さん自身にも努力してもらわなければならないことをお伝えして、メンテナンスにも力を入れています。

院長がどういう人柄で、何を大切に診療しているのか、今ならブログやSNSを使って、全方位的にアピールすべきでしょう。

また、相手が誰であれ、人に何かを説明する時の一番の落とし穴は、「自分は理解しているから相手もわかっているはず」と思い込むことです。立場が違えば考え方も違う上、それぞれ個性も違います。経営者の目線、ドクターの目線、スタッフの目線、患者さんの目線は全部違うのです。

スタッフにも患者さんにも媚びを売る必要はありませんが、自分をわかってもらう努力は欠かせません。そのためには院長自身が自分と向きあい、歯科医師として何を大切にしているか、また逆に許せないものは何なのかをはっきりさせておく必要があると思います。そこが曖昧ではスタッフへの指導も患者さんへのアピールもあやふやで芯の通らないものになってしまいます。

こうして考えると、相手が誰であれ、良好な関係を築く方法は恋愛の初期と似ていると思います。相手を知る努力と同時に、自分という人間の魅力をアピールすることもとても大切。

そして、一人で突っ走って自分の気持ちを押し付けるだけでなく、相手の気持ちを細やかに窺うこと。喧嘩してしまった時、上手くいかない時は一人で悶々としていても解決しません。一人よがりで問題が解決したつもりでいても相手側は未解決なんていうことは恋愛でもよくあります。

歯科医院の院長は孤独な職業かもしれませんが、歯科診療は一人では成立しません。スタッフも患者さんも存在する以上、コミュニケーションを取るための努力は避けて通れないのです。

歯科医のトリセツ 81

起きていることは全部「自分のせい」にする

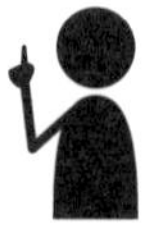

「人のせい」は実は最もストレスがたまる方法です

診療で何かトラブルがあった場合、「患者がちゃんと話を聞いていないから」「スタッフがミスをしたから」などと人のせいにして終わらせる歯科医師がいます。

患者さんに上手く伝わってないとしたら、自分の説明が難しかったのかもしれない、もしスタッフにミスがあったのであれば、自分のスタッフ教育が上手くいっていないのかもしれない……このように、一度自分のこととして持ち帰らなければ、いつまでも変わらず同じ過ちを繰り返すことになります。

スタッフに泣き言を言い、上手くいかないことを周りのせいにしたところで何も解決せず時間の無駄。自分の行動の中にミスの原因を見つけ、改善方法を探ることでしか前進しません。

考えてみてください。歯科医師になろうと思ったのも自分。開業して院長になろうと思ったのも自分。そして現在のスタッフを採用したのも自分。誰かから勝手に欲しくもない歯科医師免許を与えられたわけでもなければ、何か弱みを握られて「開業しろ」「こいつを採用しろ」と脅されたわけでもありません。全部、自分が選んできたことの結果であり「自分のせい」なのです。

他人のせいにしても、他人に期待しても、他人を変えることはできません。他人の気持ちや行動を操ることなど無理なことなのです。上手くいかない時に人のせいにするというのは、一見すると楽なようで実は最もストレスがたまる方法です。

一方、自分のせいで現状があるということを認めれば、未来を変えることも可能。なんといっても、自分の思考や行動は自分次第で変えられるのですから！

「自責思考」と言うと厳しい印象を持たれがちですが、自分で完結しようと思えばこんなに楽なこともないのです。

歯科医のトリセツ

82

「自分のせい」にしすぎない

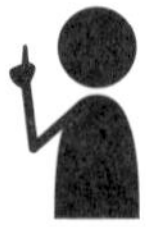

悩んでいるだけでは何も改善しません

前項とは矛盾するようですが、すべてを自分のせいにするということは、辛い時に逃げ道になってしまう諸刃の剣でもあります。「自分が悪い」と悩んでいるだけで問題を解決している気になれるからです。

若手の院長の中には、年々激化する歯科医院経営の厳しさに危機感を感じて早い時期からスタッフ教育や経営者としての心の在り方を真面目に勉強している人が増えています。しかし、真面目な性格ゆえに自分を追い詰めている人も多いと感じます。以前、まだ30過ぎであるにもかかわらず「力不足」などと悩んでいる先生がいて呆れました。私に言わせれば、その年齢なら力不足は当たり前、いくつになってもずっと勉強は必要なのです！　悩んでも仕方のないことは悩まない。その分別をつけなければ、心身ともに疲弊してしまいます。

自分のせいにして考え行動を変えることと、ただ思い悩むことはまるで別物。思い悩んでいるということ自体には生産性がなく、自分を落ち込ませるだけで努力でもなんでもありません。自分のせいにして考えたことは、何らか改善に向けた行動に移して初めて努力と呼べるのです。

ただ「自分のせい」「自分の力不足で」と口にしているだけなら楽。「がんばり屋さんで悩んでいる僕や私」に満足してしまっては何も考えていないのと同じです。

何かが上手くいかない時、その問題ばかり見つめていると思い詰めてしまいます。まずは深呼吸をして、少し他のことに目を向けてみましょう。

例えば別業種の人と話すことで解決の糸口が見えることもあります。普段の勉強会などは似た傾向の先生ばかりになるため、たまには毛色の違う先生と話してみる、歯科と無関係な勉強をする、趣味を作るなど、悩んだ時は世界を広げてみることをおすすめします。

歯科医のトリセツ

83

歯科スキル以外の「投資」に目を向ける

スタッフ教育、院内整備、自分磨きで歯科医院は変わる！

「投資」という言葉は、経営者にとって非常にセンシティブなもの。投資したからには必ず利益を回収しなければなりません。多くの歯科医師は、投資というと「新しい機材」や「自身のスキルアップ」のことだけだと思っていますが、私はこれら以外に、とても大事な投資が三つあると考えています。

それは、①スタッフ教育、②院内整備、③歯科スキル以外の自分磨き。

かつてこれらに投資したこと、そして今も投資し続けていることで、前作『歯科衛生士のトリセツ』にあるような最悪の事態から脱出できたと言っても過言ではありません。

一方で、こうしたことに時間を割いている歯科医師の少なさには前々から疑問を抱いています。私が「上手くいっていなかった時代は診療時間内にミーティングを行った」と話すと、非常に驚かれることが多いのですが、これはミーティングしている間は診療できない、つまり収入はゼロなのにスタッフの給料は払わなければならず、そこだけ見ると大変なマイナスだからでしょう。

しかし、歯科医師は一人では診療できません。歯科医院という船をこぐには、同じ船に乗ってくれるスタッフが必要。そして、同じ船に乗っているからには同じ方向を向いてもらわなければいけません。

船がどちらを向いていて、どこへ行こうとしているのか。それらを勝手に理解してもらえるのならこんなに楽なことはありませんが、そうはいきません。こちらから伝え、わかってもらうための時間が絶対に必要です。そこの手間を省くと結局同じ失敗を繰り返し、近い将来、船は転覆してしまうでしょう。

ミーティングでは腹を割ってスタッフと話し合い、結果として対立することもあります。それはとてもしんどいこと。自分が悪い人だと思われたくない、他人に嫌われることが怖い……そうした気持ちは誰にでもありますが、そこを踏み越えなければ信頼関係は築けません。

まっとうなことを言い続けていれば、ついてきてくれるスタッフは必ずいます。当院のスタッフたちとは、かつてバチバチにやり合いました。彼女たちが転職を考えたことも一度や二度ではないでしょうが、今では誰よりも当院の方針を理解して長く勤務してくれているありがたい存在です。

また、ミーティングをするためには準備も必要になります。時間を無駄にしないために効率的なミーティングの進め方も学んでおいたほうがいいでしょう。こう書くと、ミーティングはかかる時間・労力ともにかなりのものであり、怯んでしまうかもしれませんが、スタッフ教育は歯科医院を支える屋台骨だと思えば、絶対に損のない、確実に回収できる投資です。

二つ目の投資は院内整備。院内が使いやすいように整備されていれば、作業もスムーズになり、気分よく働けます。整頓されていない場所はストレスのもと。毎日目に入ってくるものが人生をつくります。ゴチャゴチャしたものが目に入ると思考もゴチャゴチャし、仕事のやる気も落ちるのです。

この院内整備にしても、診療の合間にできる程度のこともありますが、できないこともたくさんあります。診療の時間を削って院内整備の時間を捻出することは売り上げに直結しますが、働きやすく環境を整えたことによる効率アップを考慮すると、長い目で見ればばかなりの「投資」になります。

最後に、歯科スキル以外の自分への投資。これは一見すると最もメリットがわかりにくいかもしれませんが、愛される歯科医師になるために欠かせないことです。

仕事のことだけで頭をいっぱいにせず、人間性を豊かにすることにも時間とお金を投資する。それによって得られるものは、患者さんへの対応や院内のマネジメント、経営に対しての考え方などに良い影響を与えてくれるでしょう。

まずは、本を読んだり映画を見たり、感受性を磨く。家と職場の往復だけでなく、時には知らない街を歩いてみる。近所の花屋さんで花を一輪買って飾ってみるくらいでもいいのです。違う考え、感性を自分の中に取り入れてみること。

それによって仕事だけではないあそびが自分の中に生まれ、投資分を遥かに超える有意義な人生を与えてくれるでしょう。

歯科医のトリセツ

84 売り上げに魂を売らない

歯科医療人としてのモラルを守ってこその売り上げ

歯科医師が、「コロナに効く」と謳ったうがい薬を売って捕まったというニュースがありました。聞けば何千万円も売り上げたといいます。

それでなくても歯科医院の経営が非常に苦しいこのご時世にコロナ禍が襲ってきたのですから、どこの歯科医院も生き残るために必死になっています。これは極端な例かもしれませんが、歯科医療人としてのモラルを欠いたＳＮＳやＨＰを時々見かけることが増えたように思います。「どんな症状でも短期間で完治」「あなたの悩みをすべて解決します」といった軽薄な売り文句が目につくようになりました。

どんな状況であろうとも、歯科医療人であるという矜持だけは忘れないようにしたいもの。経営者である以上、利益を出さなければなりませんが、歯科医師としてのモラルよりもお金が第一になってしまっているのは悲しいことです。「この治療でそんなにお金を取っているの⁉」と驚くような商売をしている歯科医師もいます。

もしかすると、彼らもやりたくてそうしているのではないかもしれません。お金の勉強をしないまま、開業時に多額の借り入れをして漫然と経営を続けた結果、借金返済が追い付かなくなり、売り上げに魂を売ってしまったのだろうと想像します。

よくあるのが、自分ではできない治療であるにもかかわらず、患者さんを減らしたくない、治療できないと思われるのが嫌という理由で無理やり診療してしまい裁判沙汰になってしまうもの。自分の守備範囲をきちんと把握し、そこを越えたら信頼できる他院に紹介する。それもまた歯科医療人として当然の務めです。

モラルあってこその売り上げです。裁判沙汰になったり、悪い噂が立って引っ越す羽目になったりといった歯科医院の話は枚挙にいとまがありません。お金だけを追うやり方では誰も幸せにはならないのです。

歯科医のトリセツ 85

診療と経営の両輪で物事を進める

お金のことと診療のモットー、偏らずバランスよく考える

1章で「歯科医師は専門バカになりがち」と書きましたが、それでは今後この荒波を乗り越えてはいけないと考えています。

これからの歯科業界で生き残るために必要なのは、両極のことを考えるバランス感覚。「診療スキル」と「経営スキル」、そして「売り上げ」と「哲学」。

ものすごく技術があるのにマーケティングを勉強していないためまったく流行ってない歯科医院もあれば、腕はないのにマーケティングだけで流行っている歯科医院もあるのが現状です。そして、これら二つのバランスがとれている歯科医師は、仕事と

プライベートもバランスがとれた人生を送っています。

バブルの頃から10年ほど前までに見かけることが多かったのは、とにかくガツガツ稼ぎ、業務内容を拡大して、高級車や高価なワインをSNSに上げるキラキラ（今となっては完全な死語ですが）歯科医師。どちらかというと診療スキルと売り上げに重点を置いてこれまでやってきた人たちです。

一方、イマドキの若い歯科医師たちはそうした上の世代が今では借金返済に追われているといったような失敗を見ているため、地に足がついている人が増えています。若いうちから診療と経営の両輪で仕事を進め、ITスキルをフル活用。得意なことややりたいことなど自分のブランド力を魅力的に発信しつつ、自分らしいライフスタイルを貫いている人を多く見かけます。情報を上手くキャッチし、開業前や開業直後に経営者としての学びに力を入れているのです。

こうした姿勢は上の世代の歯科医師たちもどんどん見習うべきではないでしょうか。勉強している人と何も考えていない人、今後さらなる二極化が進むということを常に頭の片隅に置いておきましょう。

歯科医のトリセツ

86

前例にこだわりすぎない

新しい時代の歯科医師に求められているものを考える

長引くコロナ禍でテレワークや在宅ワーク、ＺＯＯＭでの会議などが当たり前になりました。今はある意味明治維新と同じような状況下、黒船どころか宇宙船（新しい生活様式）がやってきたといった感じです。これだけ目まぐるしく世界が変わっているなかでは、歯科業界も新しいことを取り入れていかなければ未来はありません。

今後は、歯科医師にも口の中のことだけではなく、全身の健康状態を考えることが求められるでしょう。食生活指導や栄養指導、新型栄養失調へのサプリメント指導、小児の生活習慣や姿勢への関与など幅広い知識を求められる時代が来ています。

また、医科と歯科の連携はもちろんですが、薬剤師、看護師、介護職といった歯科以外の医療・福祉のプロとのコラボも必要になります。

患者さんの人生を見るといった心づもりが、歯科医師にも求められているのです。私自身も、患者さんが一生自分の口から食べていけるよう年代や病態にあわせて寄り添えるようなスキルとマインドと経験を積み重ねていきたいと考えています。

また、歯科医師としての働き方も多種多様になってきています。歯科医院においてウェブ診療は難しいですが、だからといって診療室にだけこだわったりとどまったりする必要はありません。今や、ウェブを主戦場にする薬剤師さんもいる時代です。

歯科医師でありながら得意のＩＴやＰＣを用いて世の中に情報発信する、「セミナー講師」として歯科医師に必要とされる歯科医師になる、出版で考えるきっかけを与えるなど、働き方はいくらでも広がっています。

「前例がないからできない」。

そんな考え方では時代に取り残されてしまいます。確かに今は厳しい時代ですが、見方を変えれば、これまでの考え方にとらわれず、新しいことを始めるまたとないチャンスなのです。

歯科医のトリセツ

87

目線を下げ、寄り添う気持ちを持つ

円滑な職場のためには上の者こそ気を遣う

ほとんどの院長は、スタッフに対して「何か困ったことがあったら相談してほしい」という姿勢でいることと思います。

トラブルが大きくなる前に解決したい、というのは人として当たり前のこと。しかし、スタッフが主体的に院長に悩みを相談しに来るというのは、院長が考えている以上にハードルが高いことなのです。

院長向けセミナーの後のアンケートでも、「大ごとになる前に相談に来てくれとスタッフに伝えても、大ごとになってから来る」といった内容のものが散見されます。

スタッフ間のもめごと、いじめやお局様との関係性など、スタッフはたくさんの悩みを抱えていますが、ギリギリまで我慢していることがほとんどです。

歯科医院は、院長を頂点とするピラミッド型の組織。物事は水のように上から下に流れるものであり、ピラミッドの下から上へ意見を述べるというのは理想的ではありますが現実には難しいのです。どこまで行っても院長とスタッフは雇用主と被雇用者という明確な上下関係。「なんでも相談して」と言われたところで、気軽に「じゃあ話しまーす」とはなりません。他のスタッフから告げ口のように取られてしまう可能性も考えるとなおさらでしょう。

解決策としては、上から下に歩み寄ること。親子関係のように、上の立場の者が下の者に寄り添う意識が大切です。「何か困っていることはない?」「最近、気になっていることってある?」といったように、院長から探りを入れてあげてください。

また、相手が話し始めたら、否定やけなすことは絶対にしてはいけません。まず肯定、そして小さなことでもいいので認めて褒めること。

こうした小さな気遣いの積み重ねが、ストレスのない人間関係を築き、ひいては効率の良い作業、感じの良い診療、そして売り上げにも貢献するのです。

歯科医のトリセツ

88

「優しさ」の意味を考える

「厳しい優しさ」という風土を根付かせよう

私は、歯科医院経営が上手くいかなかった頃はよく「スタッフ満足度」という言葉を使っていました。今振り返るとそれは口先だけのポーズだったような気がします。そのような言葉を口にすることによって、自分を「優しくていい人」だと思ってほしいとアピールしていたのでしょう。

歯科医院では狭い空間で、少人数の同じメンバーが長い時間を過ごします。何らかのトラブルから人間関係に亀裂が入った時に、亀裂を入れた本人か亀裂を入れられたほうが退職する、という図式が成り立ちます。また、院長との関係が修復不可能になった場合、スタッフは職場から離れます。

このような事態を望んでいる人など存在するはずがありません。場合によっては、歯科医院にいるすべての人が最悪の事態を避けるために、「優しくていい人」を演じているのではないでしょうか。

しかし、この「優しさ」という言葉の意味を、見方を変えて考えてみる必要があると思います。例えば「スタッフへの優しさ」と言った時にまず思い浮かぶのは、相手の嫌がることをせず、過ちを許すといった「相手にダメージを与えない」ことでしょう。そうした優しさはスタッフからは歓迎されるでしょうが、院長として本当にスタッフのことを思い、一人前の歯科衛生士として成長させたいのなら、言うべきことを言って正面から衝突することもまた「優しさ」になるのではないでしょうか。

これはスタッフ間でも言えることです。「仕事仲間」という言葉はありますが、「仕事友達」という言葉はありません。職場には仕事をするために来ているのです。

自分たちの職場を守り、各々の存在価値を高めるためには、時にはスタッフ同士でも「厳しさ」が必要なのです。ぜひ、「厳しい優しさ」という風土をご自身の歯科医院に根付かせてください。

歯科医のトリセツ

89 最終的には人柄です

感情のコントロールと感謝の気持ちが愛される歯科医師をつくる

ここまで歯科医院が生き残るために必要なことを書いてきましたが、歯科医師にとって最もシンプルで必要不可欠なものは「人柄」ではないでしょうか。人に好かれ、一緒に仕事をしたい、あの先生に診てもらいたいと思われる人柄とはどのようなものでしょうか。

好き嫌いは千差万別ですが、愛される人のベースにあるのは、「忍耐力」と「自分の感情をコントロールする能力」ではないかと思います。我慢ができず怒りっぽい。すぐにイライラし、それが顔に出る。そんな人は他の部分がどんなに優秀でも人が寄り付かず仕事が上手くいかないでしょう。

誰しも怒らずに済むならそれがベストでしょうが、なかなかそうはいきません。怒らないこと以上に大切なのは、自分の怒りの伝え方を学ぶこと。嫌なことを無理やり我慢し、無理して笑顔を浮かべることを優しさとは呼びません。時には相手のためにも厳しいことを伝えるのも院長の役割。その伝え方に人柄が出るのです。

常日頃から自分と向き合い、自分の怒りの源泉が何かを明確にし、どうすれば根本的な解決に結びつくのかを考えましょう。

そしていつでも「感謝」と「初心」を忘れないこと。スタッフと患者さんあっての歯科医院、歯科医師です。感謝の気持ちのないところに人は集まりません。

業務に忙殺され心が荒んでいる時は深呼吸。歯科医師国家試験に合格した日のこと、歯科医師免許を手にした時の感動、さあこれから社会に出てやるぞと思った日の胸の高鳴りを思い出してください。歯科医師として社会貢献できる喜びを噛み締めたあの日の初心をいつでも心の片隅に留め置きましょう。

温厚、柔和、謙虚、朗らか、誠実……そうした院長の人柄こそが、何よりの歯科医院の魅力となるのです。

おわりに　～激動の時代を生き抜くために～

大澤歯科医院は青森市の西の外れ、高齢者が多く住む地区に位置する地域密着型の歯科医院です。今年の8月に無事開業20周年を迎えることができました。20年間支えてくださったすべての方々にこの場をお借りして感謝申し上げます。

大澤歯科医院には、むし歯予防のためのキッズクラブ「ぴかぴかスマイルクラブ（ぴかスマ）」と、一生自分の健康な歯で過ごすための大人のお口の健康クラブ「WELLNESS CLUB（ウェルネスクラブ）」があります。

WELLNESSには、病気をしないで健康で過ごせるように積極的なライフスタイルを追求する、という意味があります。

新型コロナウイルスは私たちの日常から多くのものを奪いました。しかし、得るものがあったとすれば、誰もが「自分の人生と健康、そして自分にとって大切なものは何か」を深く考えるチャンスに恵まれたことではないでしょうか。

豊かな人生を送るためには健康であることが大切です。健康と歯と口の中は密接に関係していますが、関係性を理解していない人のほうが圧倒的に多く存在します。

日本中の人々が、WELLNESS（輝くように生き生きしている状態）であるために私たち歯科従事者が担う役割は重要です。そのためには地域に密着している各々の歯科医院の地盤が強固でなければなりません。院長とスタッフ、スタッフ同士、そして歯科医院に関わる人たちとのそれぞれの関係を良好にすることこそが、地盤固めになるのです。

三毒（不平・不満・愚痴）よりも、仕事ができることへの「感謝」の気持ちを持つことが、幸せな歯科医療従事者への近道です。激動の時代を生き抜いている私たちには、仕事仲間で足を引っ張りあったり、もめたりしている時間などないのです。

『歯科医のトリセツ』が皆さんの歯科医院の地盤固めのお役に立てば幸いです。

昨年発行の『歯科衛生士のトリセツ』に続き、『歯科医のトリセツ』でも多くの方にお世話になりました。

株式会社かざひの文庫・磐﨑文彰様、一般社団法人風水心理カウンセリング協会代表理事・出版プロデューサー・谷口令先生、一般社団法人個性心理學研究所総本部・弦本將裕先生に心より感謝申し上げます。

歯《し》科《か》医《い》のトリセツ
世間知《せけんし》らずの先生《せんせい》たちと上手《じょうず》に付《つ》き合《あ》う方法《ほうほう》

著者／大澤優子《おおさわゆうこ》
2021年10月25日　初版発行

発行者　磐﨑文彰
発行所　株式会社かざひの文庫
〒110-0002　東京都台東区上野桜木2-16-21
電話／ FAX 03(6322)3231
e-mail:company@kazahinobunko.com http://www.kazahinobunko.com

発売元　太陽出版
〒113-0033　東京都文京区本郷3-43-8-101
電話 03(3814)0471　FAX 03(3814)2366
e-mail:info@taiyoshuppan.net http://www.taiyoshuppan.net

印刷・製本　モリモト印刷

出版プロデュース　谷口 令
編集協力　川又り絵
装　丁　緒方 徹
SPECIAL THANKS　弦本將裕

ISBN978-4-86723-057-2

参考文献
『動物キャラナビ［バイブル］』 弦本將裕著　(集英社)
『動物キャラナビ［お仕事編］』 弦本將裕著　(集英社)

著者プロフィール
歯科医師。株式会社ケロル代表取締役。

岩手医科大学歯学部卒業後、10年間の勤務医生活を経験し、その後、大澤歯科医院副院長となり現在に至る。

2020年10月、自身の経験をもとに『歯科衛生士のトリセツ』（かざひの文庫）を出版。

女性歯科医師の目線で、医療現場での女性スタッフマネジメント、新人スタッフ教育など多数の講演を行っている。また、日本歯科新聞、青森ドクターズネット等にコラムを執筆、掲載中。

風水心理カウンセリング協会認定講師・美樹柚華（みきゆか）、個性心理學認定講師としても活躍中。

ママさん歯科医師Dr. YUKOのブログ
https://ameblo.jp/dr-yuko0610

美樹柚華のブログ
https://ameblo/mikiyuka2019